"博学而笃志,切问而近思"
《论语》

"正其谊不谋其利,明其道不计其功"
《春秋繁露》

复旦大学上海医学院人文医学核心课程系列教材

总主编 桂永浩

医学人类学

Medical Anthropology

左伋 主编

复旦大学出版社

复旦大学上海医学院人文医学核心课程系列教材
本书编委会

主　编　左　伋

副主编　杨　玲

编　者　（按姓氏笔画排序）

　　　　左　伋（复旦大学基础医学院）

　　　　刘　雯（复旦大学基础医学院）

　　　　杨　玲（复旦大学基础医学院）

　　　　杨保胜（新乡医学院基础医学院）

　　　　李卫东（天津医科大学基础医学院）

　　　　张咸宁（浙江大学基础医学院）

　　　　张群岭（复旦大学附属肿瘤医院）

　　　　贺　霆（法国西学中医成果研究会）

　　　　曹坤明（新乡医学院基础医学院）

　　　　龚亚斌（上海中医药大学附属岳阳中西医结合医院）

　　　　谢建辉（复旦大学基础医学院）

复旦大学上海医学院人文医学核心课程系列教材
编写委员会名单

总　编　桂永浩

编　委　（按姓氏笔画排序）

　　　　王国豫　尹　洁　左　极　伍　蓉　孙向晨

　　　　严　非　汪　玲　陈世耀　季建林　查锡良

　　　　姚　军　钱睿哲　徐丛剑　高　晞　董　健

总秘书　刘　雯　梁　进

总序 Foreword

2019年是新中国成立70周年，新中国的卫生健康事业和医学教育事业也走过了70年的光辉历程，即将开启新的历史篇章。在这新的发展时期，医学教育也应有新的内容和要求：站在适应中国特色卫生健康事业发展的高度，以更开阔的视野，紧紧围绕世界一流大学建设目标，培养满足"新时代"需要的卓越医学人才。

习近平总书记在全国高校思想政治工作会议上强调，要把思想政治工作贯穿教育教学的全过程。理想信念教育和价值观引领是培养有社会责任感的优秀医学人才的核心任务，而医学本身也是一门充满了人文精神的科学。为此，复旦大学上海医学院以立德树人为根本，将人文医学教育和思想政治教育有机融合，发挥课程思政的育人功能，合力打造体现"全复旦、全进程、大医学"为特色的人文医学核心课程群，围绕健康中国国家战略，融合学校优质学科资源，贯穿整个医学教育全程，医教协同培养不仅会看病而且守初心、铸信念、重责任、强人文、有大爱的卓越医学人才。然而目前我校人文医学课程建设中教材建设相对落后，缺乏系统性，对全面提升人文医学的教育水平形成了一定的制约。因此，上海医学院决定进一步发挥复旦综合性大学的学科优势，编写一套人文医学核心课程系列教材，确保医学和人文内容的融合，并推动人文医学课程和临床医疗实践的结合，形成特色鲜明的"课程建设、实践基地、理论教材"三位一体的复旦上医人文医学教育新体系。

本套教材以"新时代"人才培养的教学需求为目标，利用复旦大学优质思政、人文、社科的学科资源，临床医学和基础医学的厚实专业基础，将人文思政教育与医学专业教育充分融合编撰而成。包括《医学导论》《医学与历史》《医学伦理学》《医事法学》《医学心理学》《医学哲学》《医学人类学》《医患沟通临床实践》《医学社会学》等。内容涉及医学起源与发展史、传统医学与现代医学交互；介绍医学在实践中的政治、社会与文化属性，医学人类学在医学发展中的作用；医学生的职业素养和医患沟通的正确模式与技巧；心理评估与心理治疗的基本技能，以及运用心身关联理念诊治疾病的能力；医学进步所带来伦理道德与法律问题；医学哲学的思维融入实践问题以及如何用于分析和解决实践问题的能力培养。

本套书由从事基础医学、临床医学、公共卫生、生物学、历史学、法学、哲学、社会学等学科的研究和教学的专家参与编写，旨在充分体现人文医学精神和职业素养融合的培养目标，使之成为一套系统的、适合医学生及住院医师学习的完整的人文医学教材。但初次编写这样一套教材，难免有很多不足，希望同道和学习者在阅读后提出宝贵意见，以便日后进一步完善。

桂永浩

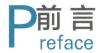

前言 Preface

医学人类学（medical anthropology）是社会人类学与文化人类学的一门分支学科，是人类学的众多分支学科之一。医学人类学是用人类学的观点和方法，从生物学和社会文化的角度研究人类的疾病和卫生、健康照料、医疗系统、传统医学等问题及其与生物学因素和社会文化因素的相互关系的一门学科。

现代医学过分地侧重医院临床教学和实验方法，医疗相关知识基本都来源于医院及医院与实验室之间，贬低了医疗从业者的日常经验，而这些经验往往在认识疾病、防控疾病中具有重要的意义，成为某些被称为"医疗地理志"与"医疗形势"的研究报告，这些也是民族志、人口学、统计学及流行病学资料的依据。医学人类学旨在以人类学参与性观察、深入访谈、田野调查等方法，对医学涉及的医疗系统及相关人群的行为、观念连同其社会环境作整体观察，从主位的角度，将"他者"合理化，解决医学临床实际问题，并对研究者所习惯的世界观、价值观进行反思。也就是说，医疗系统被看作是每个族群的文化史产物。科学性的生物医疗制度以一种文化形式来加以探讨。因此，对于医学生来说，了解医学人类学的基本概念、基本方法及意义并应用于临床实践是非常重要的。

本教材作为复旦大学上海医学院人文医学核心课程系列教材之一，得到了复旦大学上海医学院领导的大力支持，邀请了兄弟单位从事相关专业的老师参与编写。医学人类学涉及的范围很广，有些内容可能与其他学科重叠（尽管侧重不同）。因此，本次编写中我们只是选择了几个专题。由于编者水平有限，不足之处在所难免，请读者提出宝贵意见。

左伋 杨玲
2019 年 11 月 30 日

目录 Contents

第一章　医学人类学概论 / 1
第一节　医学人类学的定义 / 1
第二节　医学人类学的发展史 / 5

第二章　医学人类学主要内容 / 8
第一节　文化、生物学与医学 / 9
第二节　医学人类学与人类学及其他健康相关学科的关系 / 9
第三节　医学人类学研究方法 / 12
第四节　医学人类学和生命伦理学 / 15
第五节　医学人类学的主要理论框架 / 16

第三章　现代社会卫生状况 / 19
第一节　概述 / 19
第二节　卫生政策 / 22
第三节　全球卫生与我国卫生 / 26

第四章　传统医学 / 33
第一节　中医学思想体系 / 33
第二节　各民族传统医学思想体系 / 48
第三节　传统文化与医学 / 53

第五章　分子人类学 / 56
第一节　人类进化的分子遗传学依据 / 56
第二节　种族和人类迁徙 / 59
第三节　人类基因和自然选择 / 60
第四节　人类基因与生活环境 / 63
第五节　遗传病与隔离群 / 64
第六节　遗传学与人类的未来 / 65

第六章　营养与疾病的人类学原理 / 67
第一节　食物与营养 / 67
第二节　营养与疾病 / 74

第三节 饮食文化与疾病 / 82

第七章 中医人类学及西学中医 / 85
第一节 中医人类学发展史 / 85
第二节 中医人类学的基本内容 / 86
第三节 中医人类学与其他学科的关系 / 87
第四节 中医人类学的主要研究内容 / 89
第五节 西学中医研究 / 91
第六节 我国中医人类学的发展方向 / 96

第八章 法医人类学 / 98
第一节 法医人类学概述 / 98
第二节 骨骼的法医人类学鉴定 / 100
第三节 牙齿、毛发和指（趾）甲的检验 / 105
第四节 人像鉴定 / 105
第五节 现代科学技术在法医人类学中的应用 / 106

第九章 生育人类学 / 110
第一节 人类生殖 / 110
第二节 出生缺陷 / 117
第三节 优生学、优生运动与新优生学 / 122

第十章 衰老人类学 / 126
第一节 细胞衰老 / 126
第二节 器官衰老 / 129
第三节 衰老的机制 / 131
第四节 老年疾病的人类学干预 / 134

第十一章 死亡人类学 / 139
第一节 死亡概述 / 139
第二节 中国传统文化对死亡的认识及国人死亡观发展 / 141
第三节 死亡的生物学意义 / 150

参考文献 / 153

第一章 医学人类学概论

简单地说,医学(medicine)是关于疾病诊断、治疗和预防的科学和实践。这里所述的"科学和实践"意味着医学从来就不是一门真正意义上的科学,也不是一门纯粹的实践或艺术;它是最科学的艺术、最艺术的科学;而人类学(anthropology)是对人类、人类行为和人类社会的研究。医学与人类学结合形成的医学人类学(medical anthropology)意味着医学的科学与实践必须与人类社会和人类行为相联系。也就是说,疾病的预防和治疗,除了科学,还需要在一个合法的、可信的、文化适宜的(艺术的、实践性的)系统支持才能更好地实现。

第一节 医学人类学的定义

第一次接触"医学人类学"的人常常被它的含义困扰。它是研究医学具体实践的,也就是研究医师、护士或其他医疗保健系统的传统医师是如何工作的?还是研究医学的本质,比如疾病是怎么回事?或者是关于不同社会(社区或部落)特定民间疾病(folk illness)的研究?或者是文化传统应用于疾病的实际治疗?事实上,所有这些问题都可以得到肯定回答。医学人类学包括了这一切,甚至更多。医学人类学的一个前提是健康问题(包括疾病和治疗)远不止是狭隘的生物现象。人为什么生病,如何生病,如何治疗,以及什么疾病对我们意味着什么,这都包含生物现象之外的复杂的文化和社会因素。因此,医务工作者理解和处理疾病,不仅要有生物学观点,也要有文化和社会的视野。

举一个例子来说明医学人类学提出的问题。例如,人们可以通过生物学研究了解人类免疫缺陷病毒(human immunodeficiency virus,HIV)本身的生物学特性、HIV对人体细胞及整个机体的影响,以及阻止病毒破坏免疫系统的治疗方法;但人们也必须研究其流行途径以有效地控制其传播。但在研究其流行途径时,往往需要从多个视角去探讨每种传播途径背后的文化、宗教、社会、生活方式等各种因素。因此,需要去接触并有效地介入感染风险最高的人群以找出造成他们高危行为的结构和情境因素;了解患者对艾滋病本身的理解程度及他们对疾病的感受,以及这些因素对他们后续行为的影响;并在此基础上确定在医院里医师与患者的互动方式,以及研究这种互动方式会使他们更接受或更抵触治疗计划。这说明,除了生物学之外,在防治艾滋病及控制其流行方面需要很多重要的知识支持,包括社会、文化、心理、宗教、生活方式等。现在,医学界虽然将艾滋病流行作为一个全球性问题,但在世界不同地区乃至一个国家的不同地区,以及不同的感染途径、不同的人群、不同的信仰和行为及不同的医疗保健系统中,人们开始逐步认识到像人类学这样的社会科学能在解决艾滋病流行问题上起着十分重要的作用。许多其他疾病和健康问题也是如此。

因此,本节将描述3个医学人类学的应用案例,通过案例提出医学人类学的定义,并介绍该领域的一些关键概念;探讨医学人类学作为一个独特的研究和应用领域的发展过程;探索医学人类学与更广泛的一般人类学领域和人类学实践领域的关系。

一、3个应用医学人类学研究的案例

(一) 囊性纤维化

雷诺兹(Reynolds)家族有两个孩子,卡尔(Carl)5岁,斯图亚特(Stuart)7岁。这两个男孩中年轻的一个患有囊性纤维化(cystic fibrosis,CF),这是美国最常见的遗传病。CF导致身体产生黏稠的黏液,阻塞肺部,导致反复的细菌感染和肺部损伤。虽然CF患者的中位生存时间一直在增加,但大多数患有该疾病的人不会活过成年。CF患儿的日常护理通常落在家庭成员身上,他们必须学会应对患者疼痛处理及对患者的严重症状作出反应,如对患者胸部和背部进行至少每次35~40分钟、每天2~4次的拍打处理以去除黏液。在某些方面,斯图亚特尤其感到压力。雷诺兹夫人注意到斯图亚特必须承受的负担之一包括,当卡尔生病时,所有的来电都是:"卡尔怎么样?"每个遇见斯图亚特的人都说:"你的兄弟如何?"所有的礼物都是送给卡尔的。这些都对斯图亚特产生了影响。

患有CF孩子的家庭如何有效地应对这一局面?这种疾病对家庭关系和家庭成员的情感福祉有什么影响?如何与一个慢性病的兄弟姐妹一起长大?在CF发展的自然历史的不同阶段,卫生保健提供者如何最有效地与家庭进行沟通?曾研究癌症患儿的医学人类学家兰纳(M. Langner)试图回答这些重要的问题。在19个月的研究中,无论是在诊所还是在家中,她多次采访并观察了从费城圣克里斯托弗儿童医院囊肿性纤维化中心招募的患者家属。她还采访了主治医师并审查了病人的医疗图表。和大多数人类学家一样,她沉浸在她正在学习的人的生活世界中。她的笔记和录音采访填补了数千页和许多三环活页夹。最后,经过数月的数据收集和仔细分析,她能够回答推动该研究的关键问题。她能够利用她的研究结果为医师开发一套有用的指导方针,供临床干预CF患者的家属使用。因此,医师现在对如何更好地与家人沟通并帮助他们应对所面临的艰难挑战及必须承担的沉重负担有了更清楚的认识。像许多其他医学人类学家一样，兰纳的这项工作有助于在令人困惑的健康和疾病世界中产生积极影响。解决医患关系中的冲突、沟通不畅和其他问题，以及使患者获得高质量的、文化上适宜的医疗保健是医学人类学中的核心问题。

(二)"钻骨"之痛

虽然 2001 年在美国的夏威夷曾暴发了一次登革热，但这种蚊媒病毒传染病遍布全球 100 多个国家和地区，主要发生在拉丁美洲、东南亚的热带和亚热带环境中。目前估计每年有 5 000 万~1 亿人在被埃及伊蚊或白纹伊蚊叮咬后感染登革热。蚊子叮咬患者后携带了病毒，并在人与人之间传播。在东南亚及拉丁美洲的大部分地区，这种疾病都是流行病，马来西亚受到的影响特别严重，每年，成千上万的人虽然知道这种疾病，但还是受害，并在临床上引起肌肉、骨关节剧烈酸痛：类似"骨破碎机"(bone crusher)一样的"钻骨"之痛。其他症状包括胃痛、头痛、恶心和呕吐，眼睛后面的疼痛和身体潮红。在一种更为强烈和更可怕的疾病——出血热中，患者会发生牙龈、鼻和内脏出血。

许多医学人类学家都致力于防止登革热传播。例如，肯德尔(K. Kendall)提出了一项策略，即在洪都拉斯研究和利用当地健康信念(health beliefs)并开展关于登革热的社区健康运动。在肯德尔的方法中，提高社区有效预防意识的第一步是与社区成员进行深入访谈和调查，以评估他们对登革热的认知和理解、感染途径和预防这个可怕疾病的策略。用这些信息构建对当地具有意义的教育活动，提高社区对传播登革热的昆虫的认识，包括采取有效措施控制有害生物。实践证明，这一具有文化意义的策略能有效地减少携带登革热蚊子的数量，降低感染率。

克拉布特里(S. Crabtree)等人以此方法为基础，在马来西亚的 2 个社区开展了预防登革热的实践。像肯德尔一样，克拉布特里等人开始研究社区知识、态度和与疾病有关的行为。他们还聚焦了 4 个不同小组：妇女、青年、家族头领和还未受登革热严重感染的村长。通过这项研究，发现社区对蚊媒传播疾病的认识不足，人们并没有多少使用蚊帐或喷洒驱蚊剂的意识。因此，该小组举办了为期 3 天的一系列培训，培训志愿者对当地社区如何预防登革热进行需求评估。在研究人员的指导下，这些人随后在当地社区进行了上门调查；然后与研究人员合作，一起将研究结果转化为一系列实用、可行的减少蚊虫种群的战略性建议。在当地领导的支持下，采取了基于这些建议的行动。例如，焚烧堆积的垃圾，清洁水容器，以及确定和消除蚊虫繁殖地点，以降低蚊虫种群数量，并取得了成功。参与这个项目的医学人类学家们相信，这一成功很大程度上是由于初步评估确定了社区关注的问题，启发了他们的预防意识，并让社区成员积极参与预防的各个阶段。

尽管做了这些努力，但登革热仍在世界范围内继续蔓延。其他一些曾经被控制但再度失控的旧病、新病和再发病也在继续蔓延。从抗击艾滋病到减少性病，医学人类学家凭借其独特的方式从人类生物学的社会和文化因素的相互作用方面了解健康和疾病，常常处于传染病和其他疾病预防的前沿,并发展出适合于不同文化的、更有效的护理方法。

(三) 农药中毒

世界卫生组织(World Health Organization,WHO)估计全世界有超过10亿农民(或农业工人),大多数在发展中国家。各种研究表明,农民面临的普遍健康问题之一是因接触危险农药而引起的"中毒"。事实上,他们是喷洒在食品和花草上以限制植物有害生物的农药的最大受害者。而且不仅是这些农民有风险,他们的配偶和孩子也可能受害。"中毒"的发生是由于喷洒的农药随风飘散,并漂移到邻近农田、农民的居所,也可能会污染衣服、食物容器和其他财物等。即使暴露量有限,杀虫剂也会积聚在体内,因此反复接触会增加危及健康结果的风险。最常用的农药组合之一——有机磷(OPs),可以通过呼吸摄入和皮肤接触进入人体。已知有机磷脂通过降低乙酰胆碱酯酶的可用性来破坏神经,乙酰胆碱酯酶是神经末梢的必需酶。OPs中毒可导致皮疹、恶心、呕吐、身体疲劳、意识丧失、休克,甚至死亡。

对农民健康的现有保护是有限的。例如,2002年,北美农药行动网络(the Pesticide Action Network North America)和一组合作组织根据加利福尼亚农药管理局收集的农药中毒数据发布了一份名为"毒药场"的报告。报告指出农场工人面临农药的双重威胁:第一,现有的相关规定有很多缺陷,尚不足以真正为急性农药暴露提供保障;第二,现行法律的执行也不力。为了解决这个问题,阿库里(T. Arcury)等人在北卡罗来纳州和弗吉尼亚州招募了一组9个农民家庭(称为iLa家族),参与减少农业工人农药暴露研究,该项目由国家环境健康科学研究所资助。该研究小组做了以下几项工作:①对农业土地所有者和农业推广人员进行了深入访谈;②对拉丁裔农业工人的农药暴露和安全信息进行了访谈;③在农业工人的家中进行样品采集以检测家用家具上是否存在OPs农药;④对农业工人成人和他们的孩子进行尿液测试,以检测OPs是否存在于研究参与者的身体中。

研究结果显示,所有家庭成员中OPs代谢物的水平升高,其中至少有一名成员的水平特别高。此外,铺有地毯但没有真空吸尘器的家庭的OPs代谢物水平高于平均水平。沐浴模式也与OPs代谢水平相关。根据他们的研究结果,这个研究小组提出了减少农业工人接触OPs的具体政策,包括确保所有租用的农民住房都有淋浴设施和真空吸尘器,所有农民住房必须与农田保持安全距离,并且所有农业工人都应接受有关农药风险和处理知识的培训。

值得注意的是,大多数农民生活在资源匮乏和法律薄弱的国家。美国生产的杀虫剂却被运往世界各地,而农民们没有收到或很少收到如何安全使用的信息。对于医学人类学家来说,与农民合作来帮助他们保护自己是极其必要的。事实上,医学人类学家发现,社会关系,如族群之间的社会关系,以及决定获取资源和其他有价物品的社会结构,通常是健康的一个基本因素。

二、3个案例的启示

上面所说的3个案例得出了一个答案,即为什么存在医学人类学?医学人类学在解决特定健康相关问题、在理论和实践中具有同样重要的地位。它解释了以下问题:是什么决定了健康和疾病?为什么不同的社会形态下医疗体系、疾病信念(illness beliefs)和疾病体验有所不同?文化在疾病的治疗中起什么作用?

但是,由于医学人类学家所研究的问题和参与的工作庞杂,所以并没有一个明确的"医学人类学"的简单定义。然而,一般来说,医学人类学家正致力于应用并扩展许多人类学的核心概念,以了解什么是疾病;患者、社会工作者、医师是如何理解疾病的;与健康有关的信仰和习惯的形成与社会和文化体系及背景有什么关系,等等。

换句话说,医学人类学所关心的不是单一的社会或特定的卫生保健系统,而是全球的健康问题。可以说,他们基于田野的研究是多学科的综合。在认识到生物学在健康和疾病中具有根本重要性的同时,医学人类学家则超越生物学,寻求疾病的社会起源,症状和治疗的文化建构,以及生物学、社会和文化间的交互作用。也就是说,医学人类学不倾向于接受包括西方生物医学在内的任何特定医疗保健系统而更倾向于接受所有的医疗保健系统:从先进的核医学或激光手术,到基于萨满教(Shamanism)或作为文化产品的针灸。

第二节 医学人类学的发展史

人类学对健康问题的兴趣可追溯到以田野调查为导向的社会科学这门学科。1898年,3位英国研究人员里弗斯(W. H. R. Rivers)、塞利格曼(C. G. Seligman)和哈登(A. Haddon)发起了历史悠久的剑桥大学托雷斯海峡(澳大利亚)考察队,这是最早的人类学研究项目之一。在这次考察期间收集了澳大利亚土著民的各种数据,其中包括有关传统医疗信仰和习俗的信息。里弗斯(被认为是"医学人类学之父")用这些数据反驳西方医师对"非西方医学"的其他民族医学的观点。他认为,那些没有文字记载的关于健康和治疗的思想和实践构成了疾病发生的内部固有的文化信仰。一个世纪来,各种民间医学的观点得到了医学人类学后续研究的大力支持,引导了对健康信念和实践与包含它们的文化背景的认识。例如,马丁(E. Martin)在1989年的《身体中的女人:生殖的文化分析》(*The Woman in the Body:A Cultural Analysis of Reproduction*)一书中讨论过,生物医学中用于分娩婴儿的比喻基本都来自《工业生产》。因此,在所有的医学教科书中,马丁发现:①医师作为劳动过程的管理者,就像监督和调节生产过程的工厂领班一样;②子宫作为生产的机器;③母亲被说成是一种劳动者(laborer),因此分娩过程被说成是

"劳动(in labor)"的；④宝宝是产品。检视这些描述，不难理解分娩中产生误解和冲突的可能性。

一、早期

(一) 里弗斯

里弗斯的《医学，魔术和宗教》(*Medicine, Magic and Religion*)被称为"医学人类学标记"，这是首次将健康相关问题纳入人类学范畴，里弗斯认为非西方民族医学传统和生物医学构成2个完全独立的体系。他指出，土著治疗的特点是通过使用咒语和其他可以操纵物体和生物之间假定的魔法联系，以及通过对超自然生物行为(例如"灵")的信念来治疗疾病。相比之下，生物医学基于自然法则和科学原理。自那以后，医学人类学家一直在努力探讨它们的相似性和差异。生物医学的独特性一直非常强烈。一些医学人类学家已经接受它作为评估其他治愈系统功效的标准，但其他医学人类学家试图展示以下内容：①生物医学的理解和实践反映了其起源文化不亚于任何其他民族医学；②世界各地的民间疗法系统也不只是魔法或宗教信仰，也包含基于观察和实践或源于自然规律的理解，例如自然界的食物或其他元素的热和冷等特性；③生物医学中发现的许多想法和实践实际上并不完全基于自然法则和科学原理。

1999年，卡茨(P. Katz)在她的著作《手术刀的边缘：外科医师的文化》(*The Scalpel's Edge: The Culture of Surgeons*)中将现代手术描绘成一套精心设计的仪式，其功能是限制歧义、不确定性和错误。"擦洗"的过程在精确指定的时间段内涉及非常严格的行为。例如，以特定的方式和特定的时间洗涤每只手。尽管通过仔细清洁可显著减少手和手臂上的病原体，但精心制订的擦洗规则似乎也可以用于减少感染患者内部器官的焦虑。

(二) 菲尔绍(R. Virchow)

事实上，关于医学人类学的起源，梅林(O. von Mering)曾认为可追溯到19世纪末，当时著名的病理学家菲尔绍发现群体中健康与疾病的分布与社会中财富与权力的分布相互匹配，还协助在柏林建立了世界上第一个人类学专业学会。因此，菲尔绍也被称为"社会医学(social medicine)之父"。菲尔绍的观点对被称为"美国人类学之父"的博厄斯(F. Boas)产生了很大的影响。

(三) 阿克奈特(E. Ackerknecht)和考迪尔(W. Caudill)

在20世纪四五十年代，阿克奈特成为医学人类学发展史上的重要人物。他用人类学研究中传统的现场调研方法，建立了治疗信念和实践的系统，他强调：①治疗行为和想法反映所处社会广泛的文化传统；②无论"治疗系统"对患者的治疗效果如何，都会进一步强化社会核心文化价值和结构。

二、后期

第二次世界大战后,越来越多的人类学家开始将注意力转向与健康有关的问题。考迪尔于1953年发表的《医学中的应用人类学》(*Applied Anthropology in Medicine*)应该是第一篇直接描述医学人类学方面的论文。考迪尔的论文对医学人类学的进一步发展有2个重要贡献:①促进了战后一些人类学家走进卫生发展领域;②促进了大学和医疗机构雇用人类学家来开展教学、研究和实践活动。

三、医学人类学发展

杜比斯(C. DuBis)是第一个被世界卫生组织聘用的担任国际卫生组织正式职位的人类学家。随后几年,洛克菲勒基金会的韦林(E. Wellin),哈佛大学公共卫生学院的保罗(B. Paul),美国事务研究所的福斯特(G. Foster)等人加入了这一行列,参与研究全球的健康问题,包括计划不周的发展项目对健康造成的负面影响。另一组人类学家参与了促进向发达国家和地区人民提供生物医学护理的工作。例如,莱顿(D. Leighton)等参与了纳瓦霍-科尔内尔(Navajo-Coenell)田野健康项目,这项应用举措造就了"健康访问者"的社会角色。

四、学科的诞生

医学人类学虽然起源多样,但作为一种独特的人类学分支学科历史相对较短。在组织上,医学人类学始于1967年医学人类学小组(Group for Medical Anthropology)的组建,由人类学家韦德曼(H. Weidman)担任主席。现在,这个小组成了非常强大的医学人类学协会(Society for Medical Association),成为1972年成立的美国人类学协会(the American Anthropological Association)的分支机构,精神病学、人类学家莱顿担任第一任理事长。类似的医学人类学学术组织在其他国家也建立起来了,相关的研究也得到不断发展。

(左 伋)

第二章 医学人类学主要内容

学生经常吐槽老师翻来覆去一句话,"可以的就做,不行的就教"(those that can, do; those that can't, teach)。延伸开来,学生有时认为他们的老师脱离了"现实世界";老师分享的信息是理论性的,不切实际的,是"书本知识"而不是"真正的知识";教授们的生活经历仅限于大学,远离喧嚣的人群和痛苦的冲突。换句话说,人们怀疑教育世界和实践世界之间的差距很大。事实上,医学人类学不是一个狭隘的象牙塔学科,它除了增加医学方面的知识之外,通过田野研究、干预和与政策相关的实践,每天都在积极和富有成效地参与解决全球各种各样类型的紧迫性健康问题。

曾在美国多个人类学系任教的辛格(M. Singer)帮助制定、实施和评估了许多旨在防止人类免疫缺陷病毒(human immunodeficiency virus,HIV)/艾滋病传播的项目。这些项目促成了当地人群艾滋病发病率大幅下降。墨尔本大学社会与环境研究学院发展研究项目和健康与社会中心的贝尔(H. Baer),在美国、英国和澳大利亚都开展了补充和替代治疗系统的研究,作为现代医疗系统的补充。

总而言之,作为一门社会科学,医学人类学不仅解决特定的健康问题,而且力图建立一个广泛的研究系统,探讨包括"理论上的健康是什么""文化与健康如何相互作用""社会关系在疾病形成中的作用"等一系列问题。换句话说,医学人类学理论旨在了解与健康有关的问题,并利用这些知识改善人类健康和福祉。

医学人类学尤其注重探讨文化和社会关系在健康和疾病中的重要性。疾病涉及复杂的生物社会(biosocial)过程,因此还要关注一系列超越生物学的因素,包括信仰体系,(通常是不平等的)社会关系结构和环境条件。

最后,研究卫生不平等问题(例如,农民接触农药,或者环境恶化及与环境有关的疾病)需要特定的文化或生态模型,而这些都需要对医学人类学有充分的认识。里科尔-鲍尔(B. Rylko-Bauer)和法默(P. Farmer)提出:"将生物、文化和社会因素结合起来将有助于对疾病的本质建立独特的理解,从而有助于构建有效且公平的国家卫生保健系统。"以这种方式,医学人类学家将为人类和生物圈创造一个更健康的世界。

第一节 文化、生物学与医学

医学人类学家试图理解和帮助他人看到健康植根于：①文化概念，如感受疼痛或表现疾病症状的文化构成方式；②社会联系，如家庭内部或社会内部及普遍存在的世界政治和经济体系之间的关系类型；③人类生物学，如微观病原体对人体生命系统的威胁及人体对这种威胁的免疫反应。在追求这些研究线索时，医学人类学家特别关注疾病的联系模式，与健康有关的信念和行为的配置，以及具有文化系统、社会等级制度和生物社会关系的治疗系统。因此，医学人类学家倾向于将健康视为一种"生物文化和生物社会现象"，基于这样的理解，交互中的物理和社会文化环境决定个人和全部人群的健康。

生物文化主义（bioculturalism）这个术语是指健康或疾病中发生在生物和文化之间的重大相互作用。例如，考虑疼痛问题，在分娩时，头部相对较大的婴儿会通过一个小的"产道"，这一过程在美国分娩的妇女中经常产生"剧烈的分娩痛苦"，且被认为是难以忍受的，产妇通常要求使用止痛药；而在波兰，产妇的分娩痛苦是"可以接受的"，通常不会使用止痛药。造成这种差异的原因是什么？尽管疼痛在一个层面上是生物学的，但医学人类学家认为疼痛应当在文化背景下理解。文化教会我们如何思考、体验和回应疼痛的感觉。同时，在评估疾病时，重要的是要考虑生物学和文化如何相互作用。文化信仰和习俗同样涉及许多感染性疾病的传播和反应，如性传播疾病。疾病很少成为一种独立的生物力量，其对人类健康的影响在任何地方都是一样的。文化习俗可能会抑制或促进疾病传播，同时疾病也可以显著地塑造文化。

一些批判医学人类学家强调他们所说的"生物文化模式"。这个模式特别关注调查社会不平等对健康的作用，以及相关的实验、行为和治疗。他们关心的是如何善用这些工作来解决人类社区背景下真实且与健康相关的紧迫问题。

第二节 医学人类学与人类学及其他健康相关学科的关系

一、健康研究与人类学亚领域

传统上，美国的人类学研究主要集中在社会和文化人类学、生物人类学、考古学和语言学4个子领域。但在其他国家如英国和澳大利亚，这门学科更侧重于社会和文化人类学。虽然有人提出医学人类学构成人类学的第5个子学科，但也有人认为它是建立在文化与生物人类学之上、专注于疾病与健康领域的各种要素的学科；另一种观点认为医学人类学是一般或理论人类学与应用人类学的集合。无论如何,医学人类学已成为人类学4个主要子领域以外最大的热门研究领域之一。

医学人类学跨越了理论和应用人类学之间的界限。应用人类学是人类学理论、概念和方法的应用。应用人类学家的研究领域广泛,从"A(aging,即衰老),解决各种老年人口问题"到"Z(zoos,即动物园),研究如何利用动物园教育游客面对日益迫切的环境问题"。虽然应用人类学经常被认为是由理论人类学发展而来的,事实却恰恰相反。尽管如此,在应用人类学和理论人类学之间有时也有很强的时代烙印。一些理论人类学家将学科的使命确定为理解人类社会生活中的不同途径。有观点认为,使用人类学来制定有计划的社会变革违反了基本的纪律原则:文化相对主义,它禁止任何给定的社会由任何其他价值观来判断,并且避免研究偏见,其中包括科学研究中研究人员自己的价值承诺。这都表明,根据定义,干预不是人类学。应用人类学家反驳认为科学不存在于社会真空中,其根本目的是将其发现应用于解决人类问题和改善人类生活质量。因为我们生活在一个文化碰撞的世界和由此产生的社会变化中,这往往导致紧迫的问题和广泛的人类苦难,应用人类学家觉得有义务应用他们的技能和影响力来解决现实世界的挑战。近年来,理论人类学和应用人类学的分歧已经开始瓦解,人类学家在社会中的适当角色的"老一套"已经开始淡出历史。

二、医学人类学和古生物病理学

医学人类学与考古学发展形成了一个重要的界面。在美国,考古学通常被认为是社会文化人类学的一部分,或者至少属于人类学上述4个子领域之一。而连接医学人类学的正是与考古学有关的"古生物病理学",即对考古发掘获得的人类化石遗骸进行史前疾病诊断。布克斯特拉(J. Buikstra)和库克(D. C. Cook)描述了古生物病理学发展的4个阶段:①10世纪90年代的描述性时期,重点关注骨骼异常;②20世纪初的分析时期,开始试图解释骨骼异常;③1930—1970年,借鉴了放射学、组织学和血清学等领域的知识使研究更加专业化;④1970年后进入了跨学科时代,开展了相关基因的研究,包括检查骨和软组织中的微生物DNA,以诊断过去人类的疾病。

在古生物病理学中,研究对象是死的,因此不能代表活人群体;生物人类学家面对的是原始人群的一系列样本。清除墓地是考古学中最常见的方法,因此只有一部分原始的埋葬人群得到检验,成年男性、成年女性和未成年人的不同处置及其随后的发掘意味着使获得的数据出现偏差是不可避免的。生物人类学研究人员因为只是从少量样本中获得数据,因此很难在人口水平上准确描述疾病的发生率,因为被检查的骨骼组可能只是原始生活人群的一小部分。

尽管存在这些局限,但古生物病理学还是可以提供许多古代疾病及相关的健康问题,包括先天性缺陷、创伤性损伤、传染病、代谢和营养疾病、退行性疾病、循环系统疾病、龋齿甚至癌症。例如，古代中美洲女性的膝盖、脚趾和脊柱骨刺显示她们长期从事研磨玉米以制作面粉等劳作。

三、医学人类学和流行病学

（一）与艾滋病的关系

除人类学本身以外，医学人类学的重要相关学科之一是流行病学。这是一门与疾病模式和传播有关的学科，包括疾病的暴发。美国疾病控制和预防中心（Centers for Disease Control and Prevention，CDC）的科学家负责监测全国疾病的发生和传播。例如，在艾滋病疫情中，CDC的研究人员试图了解疾病的原因、传播途径及如何阻止其流行。超过200名医学人类学家、流行病学家、研究人员和干预者密切合作，致力于全球艾滋病流行方面的工作。在这项工作中，医学人类学家扮演了多种角色。例如，对外围人员（如注射毒品者）进行研究，结果发现注射器共享可能会传播HIV，而后对此提出了相应的预防措施。

（二）文化流行病学

特罗斯托（J. Trostle）是一位关注流行病学与人类学联系的学者。他在2005年出版的《流行病学与文化》（*Epidemiology and Culture*）一书中提出"文化流行病学"概念，将人类学中的"文化"概念纳入流行病学家用来解释疾病的变量。例如，有关安全套使用的"文化和实践"导致了HIV的传播。因为许多人认为安全套是与主要性伴侣之外的人发生性行为才使用的，因此他们无法接受与主要性伴侣发生性行为时也使用安全套。

四、健康转型

在流行病学方面，健康转型（health transition）一词是世界范围内发生的由预期寿命的提高和主要死亡原因构成的变化的一个指标。世界上许多（虽非全部）国家的感染性疾病发病率已经下降，也降低了感染导致的死亡率（尽管艾滋病在某些地区仍是突出问题），而慢性病如癌症、心脏病和卒中，还有所谓的"行为问题（如药物滥用等）"已变得更加重要。健康转型的一个结果是较贫穷的国家现在经受疾病的"三重负担"。例如，腹泻疾病、慢性疾病（如癌症）和行为病理学（如非法药物注射）。与此同时，医疗保健系统也在不断变化。推动这种变化的是国际贷款机构（向较贫穷国家贷款，如世界银行）实施所谓的"新自由主义改革"。在贫困国家（如蒙古国），医学人类学家珍妮斯（C. Janes）在研究中发现，贷款人支持政府大幅削减对卫生部门投资，政府提供的医疗服务商业化导致农村地区卫生服务的质量和数量大幅下降，而且，妇女特别易受这些变化的影响，导致生殖健康水平下降和孕产妇死亡率不断上升。

五、疾病行为

在上述的大规模变化中,医学人类学家关注的是当地的社会文化因素如何促成当地环境中健康转型的性质和影响。文化因素在这方面起作用的一种方式是疾病行为(illness behavior),指的是"监测身体、识别和解释症状,采取补救行动……纠正所感知的异常",以及"坚持治疗建议,治疗方案的改变,治疗效果的评估(以及随着时间的重新评估)"。随着社会朝着健康转型的方向转变,疾病行为也会发生变化,健康服务的使用模式也会随之发生变化。记录和评估疾病行为及其原因的发生模式是医学人类学家在流行病学领域的新作用。

六、医学人类学与公共卫生

与流行病学密切相关的是公共卫生学科,关注于评估和改善一般人群、特别关注易感人群和处于危险人群的健康质量。过去,医学人类学家通过民族志研究社会背景下的疾病行为,为公共健康做出了贡献。正如布朗(P. Brown)及其同事指出的那样,医学人类学家通过宣传,告诉人们为什么和如何做他们所做的事情,对预防和控制疾病做出了贡献。

近年来,公共卫生领域一些方法上和概念上的发展使医学人类学有机会参与公共卫生实践。这些新发展包括:①公共卫生和医疗对卫生保健不平等的关注度日益增加;②日益认识到需要提高卫生保健提供者的文化能力;③基于社区研究模式的出现及其日益增长的影响;④公共卫生领域中对循证干预措施的重视;⑤对转化医学研究的需求越来越大,这些转化医学的成果和知识对健康干预有着巨大影响;⑥对被称为补充和替代药物的兴趣。与此同时,人类学领域的新方法快速人种学评估(rapid ethnographic assessment)已经扩展到公共健康领域,对健康问题的研究产生了一定的影响。

第三节 医学人类学研究方法

一、基于社区的参与式研究

为了应对紧迫的健康问题和差异性,社区(community)通过创建组织来改善健康和社会福利。因为他们不是政府机构的一部分,也被称为非政府组织(non-governmental organization,NGO)。有时候,这样的组织并不是出自本土的倡议,而是由外部团体(如教会)发起的。因此,有可能将基于社区的组织(community-based organization,CBO)区分为基于社区组织(community-based organization)和位于社区组织(community-placed organization)。无论它们的性质是什么,这些实体近年来一直是医学人类学家的重要工作领域。尤其是它们一直是医学人类学家能够与社区成员合作开展工作的地方。这些合作伙伴旨在开发和评估能够满足社区确定需求的计划。有时,这项工作还涉及与社区进行政策或计划性努力,以解决其迫切的健康需求。例如,昂特伯格(A. Unterberger)多年来一直在被称为佛罗里达州坦帕地区社区研究协会的社区组织工作多年。该组织致力于移民和非移民农场工人的健康问题。她通过该研究所开展的一个项目叫作 Pocos Hijos。这是一项计划生育教育和推荐工作,致力于确定和满足农场工人及其家属的健康和服务需求。

研究特定人群和社区人群的健康问题有多种方法。在"单边研究模式"中,大学或研究中心的研究人员根据研究项目设计关键问题和解决问题方法。这种方法几乎完全是由研究人员对关键问题的理解和兴趣确定的。项目完成设计后,研究人员可以与社区组织进行联系和分包,以招募来自社区的参与者接受访问。通常,由于资金紧张等问题,参与的社区组织并不能从社区的角度发出更多声音;另一种研究方法称为"协作模式"。在这种研究方法中,研究人员先将研究概念化,然后选择一个或多个社区组织,并邀请它们参与研究。虽然社区组织对研究有不同程度地参与,但主要的项目指导、决策和资金仍集中在大学或研究机构。单边和合作研究项目都非常普遍,通常由联邦研究资助或私人健康基金会资助。

与这两种研究方法相比,"基于社区的参与式研究"(community-based participatory research,CBPR)是研究人员和社区代表及组织之间的全面伙伴关系,从项目的设计到完成,包括研究结果的发表。CBPR 源于传统的基于人群的生物医学研究方法,缺乏真实的社区参与,因此导致社区与研究人员的疏远。在某些情况下,研究人员被认为是社区的"剥削者",而非盟友。而在 CBPR 项目中,社区在确定研究议程方面发挥关键作用。在这方面,社区以他们对特定健康相关知识的迫切需求为指导,用于解决社区健康问题,并持续引导未来的研究方向。随着 CBPR 概念的发展及对其价值的认可,相关机构已着手制定研究人员和社区都认可的 CBPR 指南。

例如,以"社区-校园健康伙伴关系(Community-Campus Partnerships in Health)"为例,其使命是创建更健康的社区和克服复杂的社会问题,并在 CBPR 中确定了以下原则:①研究合作伙伴应确定其使命、价值观、目标和可衡量的成果;②合作伙伴之间应相互信任、相互尊重、真诚、注重承诺;③伙伴关系应该平衡合作伙伴和组织之间的权利并分享成果;④合作伙伴之间应该相互交流,倾听他人意见;⑤合作伙伴应该分享研究成果的荣誉。

二、扩散的基于证据（循证）干预

近年来，为加速循证干预模式而开展了强有力的工作。通过培训项目来帮助人们避免感染艾滋病。例如，疾控中心的有效行为干预项目有助于通过美国各地的社区组织、卫生部门和其他预防提供者实施 18 种不同的基于研究的艾滋病预防模式。这些是针对特定人群设计的，如注射吸毒者、注射吸毒者的性伴侣、男男性接触者、高危异性恋者、HIV/艾滋病感染者及无家可归和失去监管的青少年。为了让社区组织成功实施这些干预模式，他们的研究人员或接受过培训的人员被要求为在日常使用模型的前线人员提供指导并技术援助预防工作。

三、转化研究

转化研究（translational research）是一种特殊的研究方式，旨在促进研究所获得的成果转化为公共卫生行动或其他社会干预。例如，艾滋病防治专家认为行为研究在寻找公共预防工作方式方面进展缓慢。举一个例子，人类学家和研究注射吸毒者的科研人员观察到，吸毒过程中的一系列行为均可能导致 HIV 感染。其中一种行为涉及几名吸毒者集中资金购买一包非法药物（如海洛因或可卡因），然后将其与水混合，使用同一个注射器和同一个容器充分搅匀。如果此注射器含有 HIV，所有从该容器注射药物的人都可能遭受 HIV 感染。然而，目前的建议只是促使他们不要"共用针头"。但仅是不共用针头显然不能预防 HIV 感染。

这个例子说明，社会学家不能仅仅满足于自己发表论文，而应该采取措施使研究成果变成 HIV 预防机构或卫生政策决策者可以参考的具体可实施的方案。正如斯洛博达（Z. Sloboda）所说："一般来说，干预领域面临的一个关键问题是如何将研究成果转化为更广泛的实践。"

四、补充和替代医学

近年来，政策制定者、医疗保健提供者和普通公众对治愈疾病的传统生物医学方法有了颠覆性突破。变化之一是美国的药房。现在主要连锁药店的货架上充满了非处方替代药物，如圣约翰草、紫锥花和黑升麻，这些过去只见于特殊保健食品商店或替代市场。此外，在 1992 年，美国国会设立了替代医学办公室，该办公室于 1999 年成为国家补充和替代医学中心。该中心是美国国立卫生研究院的 27 个研究机构和中心之一。该中心的使命是促进有希望的非生物医学康复实践的科学探索，并向公众和卫生专业人员传播有关这些实践的研究信息。虽然有人认为驱动补充和替代治疗系统研究至少部分是由于希望将它们转变为传统生物医学治愈系统的一部分,但显然人们在治愈的观念上发生了某些重大变化。必须说明,人们对补充和替代医学(alternative medicine)的兴趣在不断增长,并且是基于对非生物的医学人类学的研究及他们治疗疾病的进展的漫长探索。

五、快速的民族志评估

人类学家斯克林肖(S. Scrimshaw)和乌尔塔多(E. Hurtado)在 20 世纪 80 年代后期和 90 年代初首次充分描述了这种研究方法,该方法现在已被全球健康促进机构采纳。快速的民族志评估旨在通过使基于社区的健康或其他紧迫社会问题的研究迅速转向以研究成果为基础的干预措施,弥合科学与公共卫生实践和政策之间的差距。虽然人种学研究传统上既是劳动力,又是时间密集型方法,但斯克林肖寻求一种方法,可以利用关注社区的近距离民族志洞察力,而不需要按传统花一年或更多时间的社会沉浸分析和大量文献查阅。快速方法使研究人员能够利用目标社区的现有知识和快速发展融洽关系等多种策略,如利用当地员工在自己的社区中收集信息,并与当地社区组织合作,进行高度集中的聚焦。例如,在快速评估中,人类学家和其他研究人员利用焦点的群组,快速拦截访问(quick-intercept interview),专注田野观察和社会制图来识别和描述在美国数十个城市开展的一系列艾滋病预防项目和服务的现实差距。例如,在 Hartford RARE 项目中,由当地社区人员组成的研究小组发现,深夜(午夜至凌晨 4:00)艾滋病预防工作未能解决性和药物使用的问题,导致 HIV 在当地人口中继续蔓延。因此,城市卫生部门开始要求一些组织开展"夜间预防艾滋病在城市蔓延"的活动。快速研究方法的价值也得到了其他领域的认可,出现了其他类型的加速评估和评估模型,如农村快速评估,快速流行病学,快速灾害评估和生物医学条件的快速评估。所有这些现在都是医学人类学的新兴领域。

第四节 医学人类学和生命伦理学

生命伦理学在 20 世纪 70 年代成为一个新的学术领域,并且随着制定健康相关的社会政策和机构审查委员会(institutional review boards,IRBs)的兴起,迅速成为科学和医学领域的重要力量。"生命伦理学"一词可以定义为道德领域的一个分支,与建立和应用标准及原则相关,在这些标准和原则中,人类在医疗保健,与健康有关的决策制定和健康研究领域的行动可以在道德上被判断为对或错。例如,许多医院雇用生命伦理学专家为临终患者的治疗提供咨询,并就器官移植、流产、安乐死、体外受精和分配稀缺的临床资源提供告知。事实上,因为对文化差异缺乏敏感性,医学人类学家对生命伦理学有时是非常关键的。例如,通过人种志进行遗传咨询研究的医学人类学家拉普(R. Rapp)认为,生命伦理学"自信地不了解其自身的社会文化背景",并且没有考虑其标准是否反映非西方人口的价值。也因此,生命伦理强调了尊重个人自主权、自由意志和自己决定的重要性。反对强迫患者或研究参与者违背自己的意愿或未经他们的充分同意入组。医学人类学家指出,其中的问题在于生命伦理强调的价值观反映了个人主义的"仪式感",这是一种强调集体主义模式的文化体系所没有的道德立场。

此外,鉴于人权发展的历史,生命伦理学已被用于制定伦理研究标准。所有的大学和研究中心现在已经建立了 IRBs,将适用于医学研究的标准应用于涉及人体的所有形式的研究。根据这些标准,所有对人类参与者有潜在风险的研究必须经过 IRBs 的审查和批准,包括医学人类学的研究。许多人类学家质疑 IRBs 对人种学研究的适用性,因为生物医学和实验研究中关于生命和死亡风险的标准并不适用于人种方面的研究。此外,有人担心 IRBs 可能会使人类学研究人员产生无法避免的道德困境。例如,要求研究参与者签署知情同意书,以使参与者的姓名成为项目记录的一部分。在研究诸如非法药物使用等非法行为时,这可能与研究人员保护研究参与者隐私的承诺相抵触。医学人类学家认识到,他们所进行的研究通常会遇到令人困惑的道德难题,并认识到需要通过道德原则来指导他们的研究活动。无论挑战如何,毫无疑问,医学人类学将继续参与和发展生命伦理学领域的研究。

第五节 医学人类学的主要理论框架

正如科学界普遍认为的那样,医学人类学家以特定的方式了解世界。对医学人类学家处理健康或疾病问题的影响方式之一是通过特定的理论框架,主要包括医学生态学,医学人类学的意义中心论(meaning-centered medical anthropology)和批判医学人类学。

一、医学生态学

医学生态学(medical ecology)根植于文化生态学和进化论,最初强调适应性,定义为个体或群体水平上支持特定环境中生存的行为或生物学改变,这是生态学的核心问题。从这个角度来看,健康也是适应环境的一种衡量标准。换句话说,最初,医学生态学的一个中心前提是一个社会群体的健康水平及其反映的一个特定环境下群体内部、邻近群体、植物和动物的关系的性质和质量。增进健康或保护社会成员免受疾病或伤害的信仰和行为是一种适应性行为。例如,麦克尔罗伊(A. McElroy)和汤森(P. Townsend)在对该领域产生重大影响的文章中指出,护目镜可以保护北极地区居民的眼睛免受由冰层反射出来的太阳破坏性眩光,"雪"是因纽特人重要的健康相关的文化适应。同样,从医学生态学的角度来看,诸如医疗系统本身,从萨满教疗法"到心脏病的生物医学治疗,都可以被视为"社会文化适应策略"。近年来,更多地强调将医疗生态学和健康的政治经济融合为健康的"政治生态学"(political ecology of health)。

二、医学人类学的意义中心论

医学生态学将人类生物学和行为看作对生态和社会挑战进行适应性交互作用的一套方法,这对许多医学人类学家来说很有意义。但有人质疑这种方法。例如,古德(B. Good)认为,在生态学研究中,疾病通常被认为是一种自然物体,或多或少在民间和科学思想中准确地表现出来。因此,疾病与人类意识是不同的。反过来,医学系统在医学生态学中被看作侵入性自然条件的功利社会反应。在这个生态学方程中,医学生态学的特点是"文化吸收到自然中,文化分析证明其适应性疗效"。古德强调,人类只有通过他们的文化框架才能体验外部物质世界。因此,人们通过人体感知、观察和测量,患者和治疗者都可以感受到疾病。这些都是充满文化的"容器"。即使医学科学和生物医学不能提供物理世界的无文化记录,但这些文化建构是客观存在的。这是因为这些历史上认识世界的实用主义方式都是文化产品;他们仅仅是在特定的文化体系中出现在发展的特定点上,他们仅仅是接受而不去思考或质疑许多深层次的文化观念和来源于其文化集合的价值观。例如,深深扎根于生物医学和医学科学的日常活动、理论和组织结构中并且强烈支持这些活动:①个体主义,即每个人都是独特的,负责自己的成功或失败及自我完善;②坚信历史是一个稳定的社会进步的过程;③对改变世界以适应人类需求的信念。因此,从意义中心论(meaning-centered)的角度来看,医学人类学的一个目标是"解构"(unpack)并分析构成健康的所有组分,从痛苦的经历到治疗者的训练和功能,发挥着创造、体验和传达人类生活意义的作用。

三、批判医学人类学

在医学人类学形成的早期阶段,学科内的解释往往狭隘地集中于解释特定生态条件、文化构造或心理因素在地方层面与健康有关的信念和行为。在洞察民间医学模式的性质和功能的同时,该领域的最初观点倾向于忽视人类决策和行为的更广泛的原因和决定因素。一些医学人类学家开始认为,一些解释仅限于考虑人类个性、文化构成的动机和理解,甚至是当地的生态关系等因素对健康问题的影响,因为它们倾向于不考察统一的社会关系结构(以某种不平等的方式),并影响偏远的个人、社区甚至国家。相比之下,批判性理解包括密切关注所谓的"垂直联系",即将社会群体与更大的区域、国家和全球人类社会联系起来,以及从对构成社会关系的贡献到对人类行为、信仰、态度和情感的模仿。因此,被称为批判医学人类学(critical medical anthropology,CMA)的研究集中在理解"健康与疾病"中占主导地位的文化建构的起源,包括哪些社会阶层、性别或族群的兴趣,特别是健康概念所表达的特点,以及他们出现在什么样的历史条件下。此外,CMA强调医疗体系中的权力结构和不平等,以及健康理念和实践对加强更广泛社会不平等的贡献。CMA关注疾病的社会起源,例如提出了贫困、歧视、暴力和对暴力的恐惧是导致健康状况不佳的原因之一。批判医学人类学家认为,经验和"代理",即个人和团体的决策和行动,是在社会构成的不同行动领域中建构和重构的,并形成日常生活情境的经济力量;换句话说,人们发展了个人和集体对疾病的理解和反应,以及对他们幸福造成威胁的其他因素,这是因为疾病或导致疾病的因素并非在他们自己创造的世界中孤立形成的。不平等地获得医疗保健、媒体、资源(如土地、水)和重要的社会地位在他们的日常生活(或者是健康与疾病的发生)中起着重要作用。事实上,疾病的经历及其在社会中的处理方式只能加强而不能消融"质疑"现存的权力结构给疾病带来的影响。

(杨 玲 左 伋)

第三章 现代社会卫生状况

生老病死本身是一种自然现象，而人类除了自然属性，还具有社会属性，这就使得人类健康还会受到经济、文化、制度、生活方式及医疗卫生服务等的影响。随着人类的不断进化及人类社会的不断发展，在与疾病对抗的过程中，人类对健康和疾病的认识和对策也在不断地调整和完善。从最古老的神灵主义医学模式(spiritualism medical model)、自然哲学医学模式(nature philosophical medical model)、机械论医学模式(mechanistic medical model)、生物医学模式(biomedical model)到目前生物-心理-社会医学模式(bio-psycho-social medical model)，人类对待疾病和健康的态度几经变化。就目前普遍接受的生物-心理-社会医学模式而言，社会、环境、生活方式、行为及遗传等因素均会影响人类的健康与疾病。因此，社会卫生状况在很大程度上影响着人类健康，这也是医学人类学的研究内容之一。

第一节 概述

一、社会卫生状况的概念

社会卫生状况(social health status)是指人群的健康状况，以及影响人群健康的社会因素。人群健康状况需要从生理、心理和社会3个方面去测量。经典的人群生理健康监测指标，如平均期望寿命、婴儿死亡率和孕产妇死亡率等，标准可靠，易于操作。相对于心理和社会两方面的检测指标而言，人群生理健康的指标是衡量一个地区人群健康水平的主要指标。而影响人群健康的社会因素则包括了卫生政策、卫生保健、社会经济、卫生体制、卫生资源、卫生行为等一系列因素。通过各种指标对社会卫生状况的衡量和评价，可充分认识所在国家或地区的人群健康状况，了解社会经济环境、卫生服务的现状和卫生资源的供给等，从而对促进人群健康的社会因素加以肯定，对于存在的问题予以解决。对各项指标的分析也有助于国家或地区政府合理、科学地制定或修订卫生政策，最大限度地促进人群健康。

二、社会卫生状况的评价指标

以社会卫生状况的概念为基础,社会卫生状况的评价主要包括针对人群健康状况和有关社会因素状况的评价,有助于了解现有社会因素对人群健康状况的正面和负面影响,进而通过合理调整,促进人群健康。

(一) 常用的人群健康状况评价指标

1. 单一型指标 指针对某一特定内容的健康指标,如生长发育统计指标、疾病统计指标和死亡统计指标。每种指标又可以根据不同的研究对象进行细分。生长发育统计指标可以根据年龄或检测项目进行细化,包括新生儿低体重百分比、6岁以下儿童年龄别低体重百分比等。疾病统计指标除了发病率、患病率、疾病构成、治愈率等医疗指标,还包括因病休工(学)天数,因病卧床天数等。针对不同的人群死亡统计指标包括围生儿死亡率、新生儿死亡率、婴儿死亡率、5岁以下儿童死亡率、孕产妇死亡率。其他死亡统计指标还有死因别死亡率、死因构成比、死因顺位和平均期望寿命等。其中,平均期望寿命是根据年龄别死亡率计算获得的,既能反映各个年龄组死亡水平,又能反映预期寿命的长短。平均期望寿命与死亡率是一个事物的正反面,死亡率低,平均期望寿命就高。由于平均期望寿命不受人口年龄构成的影响,可直接进行地区间的比较,是评价人群健康状况、社会经济发展和人民生活质量的一个常用指标。

2. 复合型指标 两个或两个以上单一型指标组成的综合指标称为复合型指标。常用的复合型指标包括:①减寿人年数(potential years of life lost,PYLL),是指某一人群一定时期内(通常1年)在目标生存年龄(通常为70岁或出生期望寿命)以内死亡所造成的寿命减少的总人年数;②无残疾期望寿命(life expectancy free of disability,LEFD),是以残疾(而非死亡)为观察终点,扣除处于残疾状态下所消耗的平均寿命得到的无残疾状态下的预期平均生存年数;③活动期望寿命(activity life expectancy,ALE)的观察终点为日常生活自理能力的丧失,指人们能维持良好的日常生活的年限;④伤残调整生命年(disability adjusted life year,DALY),是指疾病死亡和残疾损失的健康生命年相结合的指标,即早死和残疾所造成的寿命减少的人年数;⑤健康期望寿命(healthy life expectancy,HALE),是指扣除了死亡和伤残影响之后的平均期望寿命。

(二) 健康影响因素指标

常用的健康影响因素指标包括人口、自然环境、社会环境和卫生保健指标。

1. 人口指标 人口数量、人口分布、性别构成、年龄构成、社会构成、人口出生、人口自然增长和人口素质等构成了健康影响因素中的人口指标。

2. 自然环境指标 主要包括年空气污染天数比例、人均占有公共绿地面积、人均居住面积、每万人拥有公共厕所数、卫生厕所普及率、公共场所卫生监督率、有毒有害作业点年监测覆盖率、自来水入户比例、二次供水点监测合格率等。

3. **社会发展指标**　除人均国内生产总值、劳动人口就业率、恩格尔系数、成人识字率等单一型指标外，还包括人类发展指数、美国社会卫生协会指标、物质生活质量指数、社会和人口统计指数体系、国民幸福指数等综合性指标。

(1) 人类发展指数(human development index，HDI)：是联合国开发计划署衡量各国社会经济发展程度的标准，也用来判断经济政策对生活质量的影响，从平均期望寿命、教育和收入3个基本维度出发进行测量。其中，平均期望寿命根据出生时预期寿命来评价；教育指数用成人识字率(2/3权重)及小学、中学、大学入学率(1/3权重)共同衡量；收入通过人均国内生产总值(GDP)(美元购买力评价)3个方面综合测量得出。

计算公式：$HDI = (平均期望寿命指数 \times 教育指数 \times 收入指数)^{1/3}$。

(2) 美国社会卫生协会指标(American Social Health Association，ASHA)：是美国社会卫生组织提出的，衡量社会发展的指标，包括成人识字率、就业率、人均国内生产总值增长率、平均期望寿命、出生率和婴儿死亡率等。

计算公式：$ASHA = (成人识字率 \times 就业率 \times 人均国内生产总值增长率 \times 平均期望寿命)/(出生率 \times 婴儿死亡率)$。

(3) 物质生活质量指数(physical quality of life index，PQLI)：是指由婴儿死亡率、1岁的期望寿命指数和识字率组成的一套简便的综合指数，较全面地衡量一个国家或地区的发展水平。用百分制来表示每个国家或地区的各项指标，"100"为最佳。

计算公式：$PQLT = (婴儿死亡率指数 + 1岁的期望寿命指数 + 识字率指数)/3$。

(4) 社会和人口统计指数体系(system of society and demographic statistic，SDS)：以人的生命周期为主线，全面描述人类各方面的活动，评价整个社会发展水平的变化趋势。基本指标顺序为人口→家庭、家族→学习和教育服务→有收益和无收益的活动→收入、分配、消费和积累→社会保障及福利→健康保健及营养→住房及居住环境→公共秩序和安全→时间利用和文化活动→社会流动和阶层。

(5) 国民幸福指数(national happiness index，NHI)：是指衡量一个国家或地区生态环境、经济发展、居民生活、社会进步和幸福水平的指标。

计算公式(一)：$NHI = 收入的递增 / 基尼系数 \times 失业率 \times 通货膨胀$。

计算公式(二)：$NHI = 生产总值指数 \times a\% + 社会健康指数 \times b\% + 社会福利指数 \times c\% + 社会文明指数 \times d\% + 生态环境指数 \times e\%$（其中$a$、$b$、$c$、$d$、$e$为各指数所占权重，具体取决于各政府所要实现的经济和社会目标）。

4. **卫生保健指标**　包括卫生服务指标、卫生资源指标、卫生政策和保障指标及卫生行为指标等。

(1) 卫生服务指标：包括卫生服务需要指标和卫生服务利用指标等。卫生服务需要指标客观地反映了居民的实际健康状况，目前常用疾病指标和死亡指标来反映，如疾病频率(度)指标和疾病严重程度指标等。卫生服务利用则可分为医疗服务(门诊、住院服务)、预防保健服务及康复服务利用等。其中,门诊服务利用指标可以用 2 周就诊率、2 周患者就诊率和 2 周患者未就诊率衡量;住院服务利用指标包括住院率、人均住院天数和未住院率等;预防保健服务可通过妇科检查率、产前检查率、平均产前检查次数、孕早期检查率、住院分娩率、在家分娩率、产后访视率、婴儿出生体重、低出生体重率和儿童预防接种建卡率等指标反映。

(2) 卫生资源指标:包括卫生人力资源指标、卫生物质资源指标和卫生经济指标等。卫生人力资源指标主要指每千人口医师数、护士数、药剂师数或每千农村人口拥有乡村医师、卫生员、经培训的接生员的数量。卫生物质资源指标包括每千人口病床数、医疗机构数、特定设备件数等。卫生经济指标则包括卫生总费用、人均卫生费用等。

(3) 卫生政策和保障指标:包括卫生政策指标、财政投入指标和健康保障指标等。其中,卫生政策指标主要是卫生政策制定和执行等过程中,人员、物品和场地配备等相关指标。财政投入指标包括卫生总经费占国内生产总值的百分比,政府财政预算卫生支出占卫生总费用的百分比等。健康保障指标则是指各级各类健康保障制度的人群覆盖率,报销比例及健康保障基金结余占当年收缴总额的百分比等。

(4) 卫生行为指标:包括有助于健康的行为指标和危害健康的行为指标两部分。有助于健康的行为指标包括体育锻炼率和平衡膳食率等;危害健康的行为指标包括吸烟指标(每千人口中吸烟人数和吸烟者每日平均吸烟量)、酗酒指标(每千人口中酗酒人数和每日平均酗酒量)和每万人口吸毒人数等。

除此以外,通过基尼系数法、健康差异指数法、人群归因危险度法、集中指数法和极差法等测量的健康公平性指标也属于健康影响因素指标。

第二节 卫生政策

在众多衡量社会卫生状况的指标中,卫生政策(health policy)指标是其中之一,而该指标在社会卫生状况分析中曾一度被忽视。近年来,各级政府和研究人员逐渐认识到卫生政策指标的重要性,其已成为分析社会卫生状况不可缺少的指标。这也从另一个层面说明了政府和学者对卫生政策越来越重视,意识到了卫生政策是推动卫生事业发展和实现人群卫生保健及人群健康的重要手段。

一、卫生政策的概念

卫生政策属于公共政策,是一个国家或地区政府为保障公众健康,制定并实施的关于卫生事业发展的行动方案和依据,主要包括该地区卫生发展的目标、方针、战略和计划措施等,通过政府的法规、条例和方案等加以执行。卫生政策是社会政策中的一个重要领域，其最终目标是改善人群健康状况。围绕最终目标，卫生政策的具体目标可以有多个，在不同时期，依据当时的经济发展水平和医疗条件，具体目标是不断变化的。

二、卫生政策的要素和功能

（一）卫生政策的基本要素

1. **卫生政策的目标** 无论是最终目标还是具体目标，卫生政策一定是为实现卫生工作目标而制定的。因此，卫生政策的目标是形成卫生政策的基础。而不同历史时期，不同地区卫生政策的具体目标需要根据实际的政治、经济和卫生工作需要进行制定。

2. **卫生政策的价值** 指卫生政策对社会或有关部门的价值调整和再分配及卫生政策执行带来的价值。

3. **卫生政策的内容** 指卫生政策的内部系统，包括卫生政策主体、客体、目标、价值、原则、方法、措施、手段和方式、阻碍与控制、评价、效益、适应范围及要求等。

4. **卫生政策的形式** 是卫生政策的外部表现形式，常见的有法令、法规、制度、方针、措施、条例和计划等。

5. **卫生政策的效果** 是判断和评价卫生政策成败的依据，一般包括社会效益和经济效益两个方面。

6. **卫生政策的主体和客体** 卫生政策的主体是政策的决策者、执行者和参与者等；客体是指政策所作用的对象。

7. **卫生政策环境** 包括自然环境和社会环境。社会环境包括政治、经济、教育和科技发展等，其对卫生政策的影响更为重大。

（二）卫生政策的主要功能

卫生政策具有规制、导向、分配和协调等功能。

1. **规制功能** 在法律和道德许可的范围内，卫生政策将与卫生相关的各种行为进行规范。制约、激励和引导人们的行为朝向社会认可或需要的方向发展，从而保证政策目标的有效实现。

2. **导向功能** 卫生政策和其他政策一样，能够引导与卫生相关的组织或个人的行为和发展，从而引导卫生人力、物力、财力等资源的分配和应用。卫生政策的导向功能有可能产生正向效应，也有可能产生负向效应。因而卫生政策的制定和实施应该确保政策符合人民群众的健康利益，保障和提升国家或地区的健康水平。

3. **分配功能** 如何将有限的卫生资源进行公平合理的分配是卫生政策需要面对的问题，这就体现在卫生政策的分配功能上。要求制定政策时的价值理念和执行过程遵循公平、合理的原则；而且需要有效的机制设计和监督保障，确保政策实施时的合理与公平。随着人们对健康需求的不断提高，面对有限的卫生资源，确定公平合理的资源分配相关卫生政策将有效地改善社会卫生状况。

4. 协调功能 卫生政策的制定与实施涉及包括政府、公众、服务提供者、保险组织、企业和社会组织等在内的利益相关者。而不同的利益相关者的目标、价值观念和行为动机互不相同。卫生政策需要协调好不同利益相关者之间的关系，使不同方面的利益协调一致。各方面充分发挥各自能力，最终实现卫生政策制定的目标。

三、卫生政策的制定与执行

卫生政策制定需要决策主体运用科学的方法制定出符合国家或地区卫生发展的政策方案，该过程包含一系列的任务，政策问题提出与确认、政策制定、政策执行等。

(一) 卫生政策问题的提出与确认

1. 卫生政策问题的提出 人群面临的卫生与健康相关问题非常多，但并不是每一个问题都会成为卫生政策问题，提出并确认卫生政策问题是制定卫生政策的前提。当现实状况与人类期望间出现差距时，就会产生问题。当某个与卫生健康相关的问题出现强烈的公众诉求而需要解决，且该问题也引起政府或政府职能部门关注时，该问题就有可能成为政策问题。卫生政策问题的提出受多种因素的影响，如国内外政治环境、卫生重大突发事件、社会预期和经济改革等。

2. 卫生政策问题的确认 卫生领域与其他很多领域一样，存在众多问题，但并不是所有问题都能在短时期内得到解决。那么在一个特定的时期内，卫生领域存在哪些问题，解决这些问题的优先顺序如何，问题进入政策议程的可行性如何，都是卫生政策主体应该明确的。卫生政策主体对提出的问题进行分析，明确问题边界、分析问题根源、本质属性和影响因素等的过程称为卫生政策问题的确认。该过程需要对卫生政策问题进行分类，明确问题的严重程度和优先次序，明确对问题的影响因素和问题的根源，掌握问题责任部门的权限、所能调配的卫生资源，以及政策所要实现的目标等。政策制定者可以根据问题的根源制定出解决问题的政策，并能针对问题的影响因素，制定出缓解政策问题的策略。因此，卫生政策问题的确认是政策制定和执行的关键环节。该过程的实施方法包括通过文献归纳法、定性和半定量分析或参考国内外的经验教训等进行借鉴和总结；对国家或地区情况及社会发展目标进行战略分析；对相应地区样本等进行实情分析；根据各种调查数据(包括意愿调查数据)进行现实接受程度和可行性的论证。

(二) 卫生政策的制定过程

卫生政策制定是指针对已确定的卫生问题提出一系列可行的方案或计划，经过分析、论证等特定程序后，形成可执行和实施政策的过程。卫生政策的制定过程包括政策目标确定、方案设计、政策方案抉择和政策方案合法化4个关键步骤。

1. 政策目标确定 政策目标确定是其他步骤的前提。卫生政策的目标需要具体、明确，而且具有可行性。因此，政策目标的确定需要针对已确定的卫生政策问题，进行科学的分析和讨论，形成包含总目标和子目标的目标体系。在实际应用过程中，总目标一般都是在一定程度上解决特定问题，因而量化和执行往往不够明确。而子目标则更明确，并具有可量化的特征。每个子目标也需要与问题根源或影响因素相对应。当卫生政策总目标所包含的子目标全部达成时，总目标也就实现了。因此，政策目标确定一般是一个目标体系的确定，也是总体目标确定并分解为子目标的过程。

2. 卫生政策方案设计　　当卫生政策目标确定后，需要设计和制定多个具有可行性和前瞻性的备选方案，以供最后的选择和确定。方案的设计包括轮廓设想和细节设计两方面。轮廓设想是能够从整体上实现政策目标的基本方案。在此基础上，才能设计出具体的政策细节。细节设计主要是对轮廓设想的方法和措施进行深入设计，在实现形式上加以完善，形成切实可行且高效的政策方案。一般而言，完整的卫生政策方案需要包括方案执行的必要性说明、解决政策问题的基本措施、政策方案对应的阶段、政策方案性质的界定、方案所需各种条件的要求等。每一个备选的政策方案都必须有确切的具体措施、资源保障和实施细则，优缺点明确，有利于后续备选方案的选定。

3. 政策方案抉择　　将上述设计好的备选方案进行可行性分析和评估择优，最后选择出最佳方案的过程称为政策方案抉择。主要从方案的价值、充分性、公平性、可行性、效果和风险等方面，通过效用分析、层次分析和决策树法等对备选方案进行选定。在政策方案决策过程中，要考虑政治合法性、成本-效益原则及道德伦理等标准。因此，首先要确定评估择优的标准，然后进行方案展示和比较，展开讨论和审查，最终进行评定。

4. 政策方案的合法化　　最初的备选方案一旦确定后，对于方案的整体设计给予更细致的优化。此后根据一定的法定程序进行审议和批准，使该卫生政策方案转化为正式的卫生政策。

（三）卫生政策的执行

卫生政策执行是指卫生政策方案被采纳和合法化后，政策执行者通过各种方式方法，将政策内容转变为实际的行为，从而实现政策目标的过程。该过程包括准备阶段、制订执行方案、配置资源和政策实施这4个步骤。

1. 准备阶段　　准备阶段需要明确卫生政策执行过程中可能存在的动力与阻力，以及动力和阻力的来源、性质等。当政策从制定阶段进入执行阶段时，政策主体也从政策制定者转变为政策执行者。因此，在执行阶段，政策主体首先要通过学习、宣传、培训和讨论等方式对政策的目标和实施方案有准确的了解和把握，明确政策问题的根源、目标体系、性质、实施方案和影响因素等。

政策执行者在对上述政策相关信息充分了解的前提下，还要对政策执行过程中可能碰到的动力和阻力进行分析。影响政策实施的因素主要分为有利于目标实现的行为（动力）和阻碍目标实现的行为（阻力）。通过对政策相关信息的了解，政策执行者需要识别和搜索出政策实施的利益相关者。通过分析政策实施对此类特定人群利益的影响，以及特定人群的认知、能力和资源等，判断执行过程中可能的动力和阻力，以及动力和阻力的大小等。准确界定动力和阻力将有利于政策目标的最终实现。

2. 制定执行方案 制定执行方案就是将卫生政策转化为具体行动步骤的过程。结合实际情况,根据政策内容和对潜在动力阻力分析的结果,设计出具有可操作性的执行方案,实际上就是对之前制定的政策方案进行具体细节的规划。执行方案需要对政策执行过程中具体的时间和任务及配备的资源进行规定,并具有监督和保障机制。执行方案的设计将增加新的动力和动力强度、消除阻力和减少阻力强度,以及将阻力转化为动力作为基本原则;将宣传、教育、沟通、奖惩和强制等作为基本手段。执行方案的设计过程主要采用定性(因果分析法、相关分析法和专家咨询等)和定量(统计预测法、运筹学方法等)相结合的方法。

3. 配置资源 在实际的政策实施过程中,资源是有限的,需要将人力、物力和财力资源与具体的实施工作联系起来,进行合理的资源配置,使卫生政策的实施有效、经济。在社会化大生产背景下,资源配置包括计划配置方式和市场配置方式两种。对于资源掌握者而言,确定政策实施过程所需的资源种类、数量和渠道,筹集所需资源,并合理地分配给政策执行者,是需要科学规划和设计的。

4. 政策实施 卫生政策实施的过程就是依照政策执行方案,具体实施的过程。为了保证政策目标的实现,政策实施过程需要进行有效地协调和控制。有效地协调和控制是为了保证实施过程是根据实施方案正确进行的,对于出现的执行偏差给予及时纠正。其中的协调包括横向协调、纵向协调和纵横交叉的综合协调,涉及人与人、人与工作、工作与工作间的协调。控制则是指按照一定的标准,对政策实施过程的行为进行检查、考核和监督。基于卫生政策专业性强的特点,专业人员的参与是必不可少的。

第三节 全球卫生与我国卫生

一、全球化与全球卫生

全球化(globalization)是社会发展的产物,是当代社会的一个重要特征,从最初的货物、资本到如今科技、文化乃至生活方式、世界观等的全球交流,全球化给世界各国带来了深远的影响,包括卫生领域。由于全球化过程中人员流动增加,使得新发和复发的传染病流行区域扩大,疾病控制难度增加;不良生活方式的流行带来的相关疾病的全球扩散等也使得跨越国家和地区的健康风险剧增。决定健康的很多社会决定因素也在全球化的背景下发生了改变。要更好地应对这些挑战,就不能只局限于卫生相关领域,也要涉及外交、经贸和科技等领域,需要多部门的共同合作。大量非政府组织、基金会及公司合作伙伴型机构等新兴行为体的出现,及其在国际卫生事业中日益重要的作用,使得行为主体呈现多元化。上述全球化背景下卫生领域面临的变化和挑战对国际卫生体系提出了新的要求。全球卫生(global health)的概念随之兴起,指那些跨越了国家地区边界,跨越了政府界限,需要全球各种对健康起决定作用的力量来解决的公共卫生问题。

全球卫生的兴起经历了长久的演进历程,是社会经济发展及各国和国际社会对健康认识不断加深的结果。最早是由于跨越国家、地区的大规模商品和人口的流动,使得很多致命疾病(如霍乱)流行,国家和政府间不得不通过国际合作加强公共卫生建设。随后《世界卫生组织宪章》的正式生效和世界卫生组织的成立,为解决人类健康诸多问题的全球范围协作奠定了基础。全球化的进程不断模糊国家边界的概念,因而全球卫生逐渐取代了起源于国家间共同努力的国际卫生,更加强调全世界人民对整个地球上卫生问题的共同关注。由此可以看出,全球卫生的目标是提升全世界人民的健康福祉,其特点是强调跨民族、跨国界及多学科的交叉合作。与全球卫生相关的主要机构是世界卫生组织,其他还包括各种国际组织和基金会,如联合国艾滋病规划署(Uniting the World against AIDS,UNAIDS)、世界银行(World Bank)、联合国发展计划署(United Nations Development Programme,UNDP)、比尔及梅琳达·盖茨基金会(Bill & Melinda GATES Foundation)和联合国儿童基金会(United Nations International Children's Emergency Fund,UNICEF)等。

二、全球卫生与医学人类学

全球卫生关注全世界的卫生问题,而不同国家或地区长久以来形成的社会文化经济传统将会给实现全球健康带来一定的阻碍和限制,这就给医学人类学的研究和工作带来了新的机遇和挑战。

1976年,在刚果民主共和国和南苏丹爆发的两起疫情中首次发现了埃博拉病毒病,此后2014—2016年在西非出现了有史以来最严重的一次疫情,病例数和死亡数最高,传播范围最广。埃博拉病毒传染给人后,会通过直接接触感染者的血液、分泌物、器官和其他体液等,或者接触这些液体污染的物品(如床上用品、衣物)等在人际传播。为此,世界卫生组织采取了很多措施来预防和控制埃博拉病毒病疫情,然而相关的卫生干预措施进展得并不顺利。研究发现,与患者身体接触加速了埃博拉病毒传播的速度和范围,因此,避免与患者接触是控制疫情、避免感染的重要途径。而在埃博拉病毒暴发的区域,触摸患者是人们表达同情的重要习俗,同时人们对死者的悼念也包括按摩和触摸死者遗体。因此,在疫情发生地,很多人拒绝接受控制疾病传播的措施;加之当地居民认为感染埃博拉病毒,进入治疗环节就意味着死亡,对卫生系统完全丧失了信心,甚至有时会对试图向社区解释如何避免感染的人员施加暴力,袭击埃博拉病毒病的治疗场所等。这时,仅仅靠医学和医务工作者的努力收效甚微。后来世界卫生组织派出了由人类学家组成的工作队,医学人类学家在这场疫情的防治工作中发挥了重要作用。他们的主要任务是倾听受影响社区的情况,并向与埃博拉患者存在接触及接受观察的家庭和人员提供社区心理支持。医学人类学家了解疫情发生背后及治疗过程中人们行为发生的文化习俗,他们在帮助人们保护重要文化概念的同时,又可以尝试改变疫情背景下具有高风险的习俗。比如把触摸患者的习俗转变为鼓励家人为了更好地保护家庭和社区而不去触摸;在丧葬仪式中也鼓励人们通过其他方式替代触摸尸体完成悼念。所有这些改变都蕴含着医学人类学家付出的艰辛努力,他们为埃博拉病毒病的有效防控做出了巨大贡献。

在其他公共卫生项目中,医学人类学同样发挥着重要的作用,这也受到了广大卫生工作者和医务工作者的认可。早在世界卫生组织成立之初,就开展了很多卫生项目,包括改善第三世界国家农村的基础医疗设施,推广疫苗接种等,希望能用一些发达国家先进的医疗模式替代原有的医疗实践。然而卫生项目的开展并非一帆风顺,大量卫生项目以失败告终,这就促使卫生行业的专家不得不关注跨地域背景下健康与疾病问题的社会与文化因素。医学人类学对不同地区、不同族群疾病与健康的认识、信仰和实践的了解将有助于公共卫生和医疗体系在当地的发展。因此,20世纪50年代开始,就有大量的医学人类学家参与到了不同的公共卫生项目中。一方面,医学人类学在全球卫生发展过程中发挥着积极促进作用;另一方面,医学人类学家在参与卫生项目的过程中,有机会在临床实践的同时进行更深入的田野工作,并取得了大量的研究成果。在全球卫生的背景下,医学人类学已不仅仅局限于公共卫生项目的研究和参与,更转向了全球范围内重大公共卫生问题的理论与对策研究。医学人类学家也直接地参与了国际卫生领域内一些政策的制定和实施。

三、全球卫生策略

卫生发展策略是指国家或地区旨在改善社会卫生状况,提高人群健康水平的一系列措施的总称。全球卫生策略(Global Health Strategy)是针对全球面临的主要卫生问题,由世界卫生组织倡导的总体卫生发展战略目标及其基本实现途径。很多国家卫生策略发展制定和实施是以全球卫生策略为依据的。全球卫生策略主要包括21世纪人人享有卫生保健(health-for-all policy for the twenty-first century,HFA)、初级卫生保健(primary health care,PHC)、千年发展目标(millennium development goals,MDGs)和可持续发展目标(sustainable development goals,SDGs)等。

(一) 21世纪人人享有卫生保健

21世纪人人享有卫生保健是在1998年第五十一届世界卫生大会上,由WHO各成员国共同发表的健康宣言。21世纪人人享有卫生保健是2000年人人享有卫生保健(Health For All by the Year 2000,HFA/2000)策略的延伸。21世纪人人享有卫生保健首先重申了健康是每个公民的一项基本人权,人人都有相同的权利、义务和责任来获得最大可能的健康;其次,强调人类健康水平的提高和幸福,是社会经济发展的终极目标。21世纪人人享有卫生保健的总体目标是:提高平均期望寿命的同时提高生活质量;

在国家内部和国家之间改善健康的公平程度;保持卫生系统的可持续发展,保证人民享有这一系统所提供的服务。为了更好地达到该策略的总体目标,21世纪人人享有卫生保健将目标具体化。到2005年,各国和国家间确定并实施健康公平性评估;各成员国制定具体的行动计划并启动实施和评估。到2010年,消灭麻风;阻断恰加斯病(Chagas' disease)的传播;全体居民获得终生的综合、基本、优质卫生服务;建立适宜的卫生信息系统;实施政策研究和体制研究的机制。到2020年,确定孕产妇死亡率、婴儿死亡率、5岁以下儿童死亡率和平均期望寿命的具体目标;全球负担大大减轻,与结核、艾滋病、疟疾、烟草有关的疾病及暴力/损伤引起的疾病发病率、残疾发生率上升的趋势得到控制;消灭麻疹、丝虫病、沙眼、维生素A缺乏症和碘缺乏症;加强部门间的协调,重点在安全饮用水、环境卫生、营养和食品卫生及住房环境方面;社区建立综合健康行为促进计划并予以实施。世界卫生组织建议通过与贫困做斗争、在所有的环境中促进健康、部门间的协作与互利、将卫生列入可持续发展这4个方面的努力,完成21世纪人人享有卫生保健的总目标和具体目标。

(二) 初级卫生保健

1978年9月,在阿拉木图召开的国际初级卫生保健大会上,通过了著名的《阿拉木图宣言》,明确了初级卫生保健是实现"人人享有卫生保健"全球战略目标的基本途径和根本策略。初级卫生保健即基本卫生保健,是指普及适宜、可靠、社会能接受和负担的技术,使全球民众公平地获得基本卫生服务。

初级卫生保健的基本任务是促进健康、预防保健、合理医疗和社区康复。具体而言,就是增加必要的营养和供应充足的安全饮用水;保证基本的环境卫生;做好妇幼保健工作;完成主要传染病的预防接种;预防和控制地方病;对当前存在的主要卫生问题和防控方法进行宣传和教育;常见病和创伤的恰当处理;能够保证基本药物的供应。要完成初级卫生保健的任务,需要遵循社会公平原则、参与原则、部门协同原则和成本效果与效率原则。

初级卫生保健是人类历史上时间最长、范围最广泛和参与人数最多的一项全球卫生战略,取得了很大的成就。然而,由于政治、经济和自然、人为灾害等原因,初级卫生保健的目标在2000年并没有全部完成。2008年,世界卫生组织在阿拉木图发布《世界卫生报告》披露了卫生系统的若干失误和缺陷,并认为这些失误和缺陷导致国家内部及国与国之间不同人群的健康状况严重失衡,同时呼吁回归初级卫生保健。

(三) 千年发展目标

千年发展目标是在2000年联合国首脑会议上提出的八项目标,联合国全体会员国一致同意力争到2015年实现目标。千年发展目标包括:消除极端贫穷和饥饿、普及初等教育、促进两性平等并赋予妇女权利、降低儿童死亡率、改善孕产妇保健状况、对抗艾滋病病毒/艾滋病、疟疾和其他疾病、确保环境的可持续发展能力及通过全球合作促进发展。2015年7月6日,联合国发表了千年发展目标的最终报告,称千年发展目标产生了有史以来最为成功的脱贫运动,将成为今后新的可持续发展议程的起点。最终的成果证实千年发展目标的完成,使得数百万人脱贫,增强了妇女和女童的权能,改善了健康和福祉,为人类过上更好的生活提供大量新的机会。2000—2015年,生活在极端贫困中的人口数量已减少了一半以上,5岁以下儿童死亡率降低了一半以上,全球孕产妇死亡率下降了45%,有超过620万人避免死于疟疾,预防、诊断和治疗结核病的干预措施拯救了约3 700万人的生命。虽然全球为实现千年发展目标的努力基本成功,但还存在一些不足,最主要的就是各地区和各国之间的进展并不均衡,甚至差距巨大。

(四)可持续发展目标

2015年9月,在联合国对千年发展目标做出最终报告之后,联合国可持续发展峰会通过了取代千年发展目标的可持续发展目标。可持续发展目标包括17项总目标和169项具体目标,将指导2015—2030年的全球发展工作,包括卫生工作,是千年发展目标的继承和发展。可持续发展目标的17项总目标都直接或间接地促进全球卫生。总目标3是"确保健康的生活方式,增进各年龄段人群的福祉"。具体目标包括,到2030年,全球孕产妇每10万例活产的死亡率降至70人以下;消除新生儿和5岁以下儿童可预防的死亡,各国争取将新生儿每1 000例活产的死亡率至少降至12例,5岁以下儿童每1 000例活产的死亡率至少降至25例;消除艾滋病、结核病、疟疾和被忽视的热带疾病等流行病,抗击肝炎、水传播疾病和其他传染病;通过预防、治疗及促进身心健康,将非传染性疾病导致的过早死亡减少1/3;加强对滥用药物包括滥用麻醉药品和有害使用酒精的预防和治疗;全球公路交通事故造成的死伤人数减半(到2020年);确保普及性健康和生殖健康保健服务,包括计划生育、信息获取和教育,将生殖健康纳入国家战略和方案;实现全民健康保障,包括提供金融风险保护,人人享有优质的基本保健服务,人人获得安全、有效、优质和负担得起的基本药品和疫苗;大幅减少危险化学品及空气、水和土壤污染导致的死亡和患病人数;酌情在所有国家加强执行《世界卫生组织烟草控制框架公约》;支持研发主要影响发展中国家的传染和非传染性疾病的疫苗和药品,根据《关于与贸易有关的知识产权协议与公共健康的多哈宣言》的规定,提供负担得起的基本药品和疫苗,《多哈宣言》确认发展中国家有权充分利用《与贸易有关的知识产权协议》中关于采用变通方法保护公众健康,尤其是让所有人获得药品的条款;大幅加强发展中国家,尤其是最不发达国家和小岛屿发展中国家的卫生筹资,增加其卫生工作者的招聘、培养、培训和留用;加强各国,特别是发展中国家早期预警、减少风险,以及管理国家和全球健康风险的能力。

与千年发展目标相比,可持续发展目标所覆盖的范围更加广泛,包括了社会、经济和环境的各个重点领域;执行手段更加有力;更加强调对弱势国家的关注,特别是非洲国家、最不发达国家、内陆发展中国家和小岛屿发展中国家;强调目标的实施需与各国的国情相结合,使可持续发展目标更具操作性。

四、我国卫生策略

中华人民共和国成立以来,特别是改革开放以来,我国健康领域改革发展取得了显著成绩,人民健康水平持续提高。2000—2015年,我国成功实现了联合国千年发展目标。同时,我国又面临着工业化、城镇化、人口老龄化、疾病谱变化、三医联动改革滞后、健康领域投入不足、环境污染和食品安全问题形势严峻等新的挑战。为了进一步提高全民健康水平,党中央、国务院做出了"推进健康中国建设"的重大部署,以联合国的可持续发展目标为依据,结合我国的具体情况制定了《"健康中国2030"规划纲要》。这是到2030年推进"健康中国"建设的行动纲领,是我国积极参与全球卫生建设和完成可持续发展目标的重要举措。完成《"健康中国2030"规划纲要》的目标,需要"将健康融入所有政策,人民共建共享"。该纲要成为首个在我国国家层面上提出的健康领域中长期战略规划。

(一) 基本原则

《"健康中国2030"规划纲要》提出了健康优先、改革创新、科学发展和公平公正4个原则。

1. 健康优先　把健康摆在优先发展的战略地位,立足国情,将促进健康的理念融入公共政策制定实施的全过程,加快形成有利于健康的生活方式、生态环境和经济社会发展模式,实现健康与经济社会良性协调发展。

2. 改革创新　坚持政府主导,发挥市场机制作用,加快关键环节改革步伐,冲破思想观念束缚,破除利益固化藩篱,清除体制机制障碍,发挥科技创新和信息化的引领支撑作用,形成具有中国特色、促进全民健康的制度体系。

3. 科学发展　把握健康领域发展规律,坚持预防为主、防治结合、中西医并重,转变服务模式,构建整合型医疗卫生服务体系,推动健康服务从规模扩张的粗放型发展转变到质量效益提升的绿色集约式发展,推动中医药和西医药相互补充、协调发展,提升健康服务水平。

4. 公平公正　以农村和基层为重点,推动健康领域基本公共服务均等化,维护基本医疗卫生服务的公益性,逐步缩小城乡、地区、人群间基本健康服务和健康水平的差异,实现全民健康覆盖,促进社会公平。

(二) 战略目标

《"健康中国2030"规划纲要》提出"健康中国"三步走的战略目标,并对到2030年的目标进行了具体化:①到2020年,建立覆盖城乡居民的中国特色基本医疗卫生制度,健康素养水平持续提高,健康服务体系完善高效,人人享有基本医疗卫生服务和基本体育健身服务,基本形成内涵丰富、结构合理的健康产业体系,主要健康指标居于中高收入国家前列;②到2030年,促进全民健康的制度体系更加完善,健康领域发展更加协调,健康生活方式得到普及,健康服务质量和健康保障水平不断提高,健康产业繁荣发展,基本实现健康公平,主要健康指标进入高收入国家行列。

具体实现以下目标:人民健康水平持续提升。人民身体素质明显增强,2030年人均预期寿命达到79岁,人均健康预期寿命显著提高。主要健康危险因素得到有效控制。全民健康素养大幅提高,健康生活方式得到全面普及,有利于健康的生产生活环境基本形成,食品药品安全得到有效保障,消除一批重大疾病危害。健康服务能力大幅提升。优质高效的整合型医疗卫生服务体系和完善的全民健身公共服务体系全面建立,健康保障体系进一步完善,健康科技创新整体实力位居世界前列,健康服务质量和水平明显提高。健康产业规模显著扩大。建立起体系完整、结构优化的健康产业体系,形成一批具有较强创新能力和国际竞争力的大型企业,成为国民经济支柱性产业。促进健康的制度体系更加完善。有利于健康的政策法律法规体系进一步健全,健康领域治理体系和治理能力基本实现现代化。到2050年,建成与社会主义现代化国家相适应的全民健康国家。

为了更好地完成战略目标,《"健康中国2030"规划纲要》布置了普及健康生活、优化健康服务、完善健康保障、建设健康环境、发展健康产业5个方面的战略任务。在充分理解《"健康中国2030"规划纲要》和"健康中国"内涵的基础上,设计规划具体、可操作的实施方案,是最终实现"健康中国"的重要环节。"健康中国"建设涉及公共卫生、医疗服务、医疗保障、生态环境、安全生产、食品药品安全、科技创新、全民健康和国民教育等多个领域、部门和行业,既需要统筹安排,又需要多部门的协调配合。目前,"健康中国"建设已进入了全面实施阶段。

(张群岭)

第四章 传统医学

广义的传统医学(traditional medicine)是世界各民族传统医学、民族医学的总称。狭义的传统医学专指汉族的传统医学,即中医学(traditional Chinese medicine)。

不同民族有不同的传统医学,如藏医学是藏族的传统医学,维医学是维吾尔族的传统医学,蒙医学是蒙古族的传统医学,傣医学是傣族的传统医学,回医学是回族的传统医学等。中医学外的其他传统医学一般称为民族医学。

第一节 中医学思想体系

中医学是研究人体生理、病理及疾病诊断和防治等的一门学科,它承载着中国古代人民同疾病作斗争的经验和理论知识,在朴素的唯物论和辩证法思想指导下,通过长期医疗实践逐步形成并发展而成的医学理论体系。

一、中医学发展简史

春秋战国时期中医学理论已经基本形成,代表著作有《黄帝内经》,分为《灵枢》《素问》两部分,是中国最早的医学典籍,与《难经》《伤寒杂病论》《神农本草经》合称四大经典。在理论上建立了中医学上的"阴阳五行学说""藏象学说""脉象学说""经络学说""病因学说""病机学说""病证""诊法""论治"及"养生学""运气学"等学说。其中,《素问》重点论述了脏腑、经络、病因、病机、病证、诊法、治疗原则及针灸等内容;《灵枢》除了论述脏腑功能、病因、病机外,还重点阐述了经络腧穴、针具、刺法及治疗原则等。《难经》是一部与《黄帝内经》相媲美的古典医籍,成书于汉之前,其内容包括生理、病理、诊断、治疗等各方面,补充了《黄帝内经》之不足。秦汉以来,交通日渐发达,偏远地区的犀角、琥珀、羚羊角、麝香,以及南方的龙眼、荔枝核等,渐为内地医家所采用。东南亚等地的药材也不断进入中国,从而丰富了人们的药材知识。公元3世纪,东汉著名医家张仲景在深入钻研《素问》《针经》《难经》等古典医籍的基础上,广泛采集有效药方,并结合自己的临床经验,著成《伤寒杂病论》。该书以六经辨伤寒,以脏腑辨杂病,确立了中医学辨证施治的理论体系与治疗原则,为临床医学的发展奠定了基础。后世又将该书分为《伤寒论》和《金匮要略》。西晋医家皇甫谧将《素问》《针经》《明堂孔穴针灸治要》3本书的基本内容,进行重新归类编排,撰成《针灸甲乙经》12卷,128篇。该书为中国现存最早的一部针灸专书,其内容包括脏腑、经络、腧穴、病机、诊断、针刺手法、刺禁、腧穴主治等。书中论述了各部穴位的适应证与禁忌证,总结了操作手法等,对世界针灸医学影响很大。公元610年,巢元方等人集体编写的《诸病源候论》,是中国现存最早的病因证候学专著。全书共50卷,分67门,载列证候1 700余条,分别论述了内、外、妇、儿、五官等各疾病的病因病理和症状。被人尊称为"药王"的唐代医家孙思邈著有《备急千金要方》《千金翼方》。其中,《备急千金要方》分为30卷,方论5 300首;《千金翼方》亦30卷,载方2 571首。两书还对临床各科、针灸、食疗、预防、养生等均有论述。王焘著成《外台秘要》,全书共40卷,载方6 000余首,可谓集唐以前方书之大成。金元时期,不少医家深入研究古代的医学经典,结合各自的临床经验,自成一说,逐渐形成了不同的流派。刘完素认为疾病多因火热而起,在治疗上多运用寒凉药物,因此称之为寒凉派。张从正认为治病应着重祛邪,"邪去而正安"。在治疗方面丰富和发展了汗、吐、下三法,世称"攻下派"。李杲认为"人以胃气为本",在治疗上长于温补脾胃,因而称之为"补土派"。朱震亨认为"阳常有余、阴常不足",善用"滋阴降火"的治则,世称"养阴派"。明清时期,中医学理论不断创新、综合、汇通和完善。明代李时珍著本草学巨著《本草纲目》,载药1 892种。该书的问世促进了国内外对本草学、生物学的研究,惊叹世界,被誉为"东方医药巨典"。张景岳晚年结合毕生的临证经验和独到精湛的理论,著成《景岳全书》,丰富和发展了阴阳学说、藏象学说等,对后世医学的发展产生了较大影响。清代,温病学说迅速发展,涌现出许多著名的温病学家,其中叶天士、薛生白、吴鞠通、王士雄后世称之为"温病四大家"。温病学派的创始人叶天士在总结《黄帝内经》《难经》《伤寒论》《温疫论》等学术成就和前人临床实践经验的基础上,著成《温热论》,阐明了"温邪上受,首先犯肺,逆传心包"的温热病发生发展规律,创立了"卫气营血辨证"。吴鞠通在继承叶天士理论的基础上参古博今,结合自己的临证经验,撰成《温病条辨》,创立了"三焦辨证",进一步总结并发展了温病学说。薛生白所著《湿热条辨》和王士雄所著《温热经纬》,对温病学说的发展均有所发挥和发明。另外,清代王清任特别重视解剖,编著《医林改错》,改正了古医籍在人体解剖方面的错误,同时发展了瘀血致病理论,并创立了一系列活血化瘀的方剂。清末民初,西学东渐,西医学在我国流传甚快。张锡纯认真学习和研究西医新说,沟通融会中西医,倡导中西汇通、衷中参西思想,著有《医学衷中参西录》,非常重视药物研究,临床的主要贡献是在中西医汇通思想基础上充分发挥生石膏治疗热病的功效,创"升陷汤"治大气下陷,在治疗急证、防治霍乱等方面贡献突出。张锡纯开创了我国中西医结合事业。民国时期,国民党政府采取废止中医的政策,阻碍了中医药的发展。

中华人民共和国成立后,国家先后颁布了《中华人民共和国中医药条例》《中华人民共和国中医药法》,出台了《关于扶持和促进中医药事业发展的若干意见》等一系列重大措施。坚持把"中西医并重"作为新时期卫生与健康事业发展的重要方针之一。《"健康中国2030"规划纲要》作为今后推进健康中国建设的行动纲领,提出了一系列振兴中医药发展、服务健康中国建设的任务和举措。国务院还出台了《中医药发展战略规划纲要(2016—2030)》,把中医药发展上升为国家战略,对新时期推进中医药发展作出系统部署。可以说,中医药事业进入了新的历史发展时期。中医药的现代化研究对全人类健康事业作出了重要贡献,1996年8月2日,《科学》杂志介绍中国科学家陈竺领导的研究组用三氧化二砷(即砒霜)治疗白血病的研究成果时这样写道:"这是使所有人感到震惊的研究小组的又一个出人意料的发现。"此前,国际权威的《血液》杂志、《自然》杂志曾数次发表过他们的论文,并对他们的研究工作进行了专访报道,"中国陈竺组"向世界医学界揭示了砒霜是通过诱导癌细胞凋亡(细胞程序性死亡)而发挥作用的,这一发现使砒霜这一古老的中药正式步入现代药物治疗研究的主流。中医药是一个巨大的宝库,陈竺院士在血液病研究中认识到,中医"以毒攻毒"的思想是基于人体临床实践总结出来的。如果没有我国传统医学中应用砒霜治疗白血病的实践,就不可能有之后一系列的理论突破。另外,中国中医科学院终身研究员兼首席研究员屠呦呦是抗疟新药青蒿素的第一发明人,多年从事中药研究,在反复学习东晋葛洪《肘后备急方》时,发现其中记述用青蒿抗疟是通过"绞汁",而不是传统中药"水煎"的方法,由此想到可能加热的过程会破坏青蒿里面有效成分,于是改为用低沸点溶剂乙醚提取,从而逐步成功研制了青蒿素和双氢青蒿素等系列抗疟药物,并获得2015年诺贝尔生理学或医学奖。中医药在国际上的影响力日益增强。

二、中医学基础理论介绍

中医学基础理论是对人体生命活动和疾病变化规律的理论概括,主要包括阴阳、五行、藏象、气血津液、运气、经络等学说,以及病因、病机、诊法、辨证、治则治法、预防、养生等内容。

(一)阴阳学说

阴阳是中国古代哲学范畴。人们通过对矛盾现象的观察,逐步把矛盾概念上升为阴阳范畴,并用阴阳二气的消长来解释事物的运动变化。阴和阳,既可以表示相互对立的事物,又可用来分析一个事物内部存在的相互对立的两个方面。一般来说,凡是剧烈运动的、外向的、上升的、温热的、明亮的,都属于阳;相对静止的、内守的、下降的、寒冷、晦暗的,都属于阴。以天地而言,天气轻清为阳,地气重浊为阴;以水火而言,水性寒而润下属阴,火性热而炎上属阳。中医学运用阴阳对立统一的观念来阐述人体上下、内外各部间,以及人体生命同自然、社会这些外界环节之间的复杂联系。阴阳对立统一的相对平衡,是维持和保证人体正常活动的基础;阴阳对立统一关系的失调和破坏,则会导致人体疾病的发生,影响生命的正常活动。

阴阳学说认为,自然界的任何事物都包括阴和阳这两个相互对立的方面,而对立的双方又是相互统一的。阴阳的对立统一运动,是自然界一切事物发生、发展、变化及消亡的根本原因。正如《素问·阴阳应象大论》说:"阴阳者,天地之道也,万物之纲纪,变化之父母,生杀之本始。"

阴阳学说的内容有阴阳对立、阴阳互根、阴阳消长和阴阳转化。

1. **阴阳的对立制约** 阴阳两个方面的相互对立,主要表现为它们之间的相互制约,相互消长。阴与阳相互制约和相互消长的结果是达到动态平衡,称为"阴平阳秘",如果这种平衡遭到破坏即会形成疾病,如人类生活在自然界中,春夏秋冬四季变化自有其规律,若冬天应寒反暖,则人体的生命活动也会受到影响,易引起疾病。

2. **阴阳互根** 阴阳均以对立的存在为条件。任何一方都不能脱离对方而单独存在,这就是阴阳的互根作用。阴阳互根作用既是事物发展变化的条件,又是阴阳转化的内在根据,双方在一定条件下是可以转化的。

3. **消长平衡** 阴阳之间的相互制约、互根互用,并不是永远处于静止和不变的状态,而是始终处于不断的变化之中,即所谓"消长平衡"。

4. **相互转化** 阴阳对立的双方在一定条件下可以向其相反的方向转化,如阴转化为阳。如寒湿中阻患者本为阴证,但由于某种原因,寒饮可以化热,即为阴证转化为阳证。阳证也可以转化为阴证,如某些急性温热病,由于热毒极重,大量耗伤元气。在持续高热的情况下,可以突然出现体温下降、面色苍白、四肢厥冷、脉微欲绝等阳气暴脱的危象,这种病证变化,即属于阳证转化为阴证。但如果抢救及时,处理得当,四肢转温,色脉转和,阳气得以恢复,病情又可出现好的转机,可见阴阳互相转化是有条件的。阴阳的消长和转化是事物发展变化全过程中密不可分的两个阶段,消长是转化的前提,转化是消长的结果。

综上所述,阴和阳是事物的相对病性,因而存在着无限可分性,阴阳的对立制约、互根互用、消长平衡和相互转化等,说明阴和阳之间的相互关系不是孤立、静止不变的,而是相互联系、相互影响、相辅相成的。

阴阳失调是指机体阴阳的平衡协调状态,受到某些致病因素的作用而遭到破坏,导致阴阳之间出现阴阳偏盛、阴阳偏衰、阴阳互损、阴阳格拒和阴阳亡失等情况,是对机体各种病理状态的高度概括。阴阳失调之说,首见于《黄帝内经》,如《素问·阴阳应象大论》说的"阴胜则阳病,阳胜则阴病,阳胜则热,阴胜则寒";《素问·调经论》说的"阳虚则外实、阴虚则内热;阳盛则外热、阴盛则内寒"等。

阴阳学说被用以说明人体的组织结构、生理功能及病理变化,并用于指导疾病的诊断和治疗。

(二) 五行学说

五行是中国古代的一种物质观,多用于哲学、中医学和占卜方面。五行学说将古代哲学理论中以木、火、土、金、水五类物质的特性及其生克制化规律来认识、解释自然的系统结构和方法论运用到中医学而建立的中医基本理论,用以解释人体内脏之间的相互关系、脏腑组织器官的属性、运动变化及人体与外界环境的关系。

1. 五行的特性 木的特性是生发、条达。古人称"木曰曲直",曲直实际上是指树木的生长形态都是枝干曲直、向上向外周舒展,因而引申为凡具有生长、生发、条畅、舒达等作用或性质的事物,均属于木。火的特性是炎热、向上。古人称"火曰炎上"。炎上,是指燃烧之火,其性温热,其焰上升,因而引申为凡具有温热、升腾作用或性质的事物,均属于火。土的特性是长养、化育。古人称"土爰稼穑",稼穑是指土有播种和收获农作物的作用,因而引申为凡具有生化、养育、承载、受纳作用或性质的事物,均归属于土。故中医学有"土载四行""万物土中生""万物土中灭""土为万物之母"的说法。金的特性是清肃、敛降。古人称"金曰从革",从革,其本义是指金的可熔铸变革特性,因而引申为凡具有清洁、肃降、收敛等作用或性质的事物,均属于金。水的特性是寒凉、滋润、下行,古人称"水曰润下"。润下,指水性湿润,由上向下流行,因而引申为凡具有寒凉、滋润、向下运行等作用或性质的事物,均属于水。

事物的五行属性推演和归类。五行学说是以五行的特性来推演和归类事物的五行属性。事物的五行属性,并不等于木、火、土、金、水本身。而是采用"取象比类"的方法,将事物的性质、作用或形态与五行的特性相类比,从而得出事物的五行属性。这样便把需要说明的事物或现象,朴素地分成了五大类,从而将相似属性的事物或现象分别归属于五行之中,并在五行属性归类的基础上,运用五行规律,阐释、推演事物或现象的复杂联系及变化。以方位配属五行,由于日出东方,与木的升发特性相类似,故东方属于木;由于南方炎热,与火的炎上特性相类似,故南方属于火;由于日落于西方,气温相对下降,与金的肃降特性相类似,故西方属于金;由于北方寒冷,与水的寒凉性质相类似,故北方属于水;因为"土载四行""土为万物之母",故中间属于土;以五脏配属五行。由于肝气主升发,故肝属于木;心阳主温煦,故心属于火;脾主运化,故脾属于土;肺主肃降,故肺属于金;肾主水液,故肾属于水。事物的五行属性,除了可用上述方法进行取象比类,还应用间接的推演络绎法。如肝属于木,则肝主筋和肝开窍于目的"筋"和"目"亦属于木;心属于火,则"脉"和"舌"亦属于火;脾属于土,则"肉"和"口"亦属于土;肺属于金,则"皮毛"和"鼻"亦属于金;肾属于水,则"骨"与"耳"亦属于水。同属事物的相关性。五行学说认为,属于同一五行属性的事物都存在联系。如《素问·阴阳应象大论》所说:"东方生风,风生木,木生酸,酸生肝,肝生筋……"即是说方位的东和自然界的风、木,以及酸味的物质等都与肝相关。因而有人认为五行学说是说明人与自然界统一关系的理论基础。自然界和人体的五行属性归类详见表4-1。

表 4-1　五行属性归类

自然界							五行	人体					
五音	五味	五色	五化	五气	五方	季节		五脏	五腑	五官	形体	五志	五声	变动
角	酸	青	生	风	东	春	木	肝	胆	目	筋	怒	呼	握
徵	苦	赤	长	暑	南	夏	火	心	小肠	舌	脉	喜	笑	忧
宫	甘	黄	化	湿	中	长夏	土	脾	胃	口	肉	思	歌	哕
商	辛	白	收	燥	西	秋	金	肺	大肠	鼻	皮	悲	哭	咳
羽	咸	黑	藏	寒	北	冬	水	肾	膀胱	耳	骨	恐	呻	栗

2. **五行的生克、制化规律**　五行的相生、相克是五行学说用以概括和说明事物之间相互联系和发展变化的基本观点。《素问·宝命全形论》指出:"木得金而伐,火得水而灭,土得木而达,金得火而缺,水得土而绝。万物尽然,不可胜竭。"相生,是指这一事物对另一事物具有促进、助长和滋生的作用。五行相生的次序是木生火、火生土、土生金、金生水、水生木。相克,是指这一事物对另一事物具有制约、克服和抑制的作用。五行相克的次序是木克土、土克水、水克火、火克金、金克木。五行的制化调节指五行系统结构在正常状态下,通过其相生和相克的相互作用而产生的一种调节作用,又称之为"五行制化"或隔二隔三之治。在调节形式上,从五行的整体作用可以明显看出,任何两行之间的关系并不是单向的,而是相互的,表现为调节路线与反馈机制相似的形式,而反馈则是相互作用的一种特殊形式。以火为例,在正常情况下,火受到水的制约,火虽然没有直接作用于水,但是火能生土,而土有克制水的作用,从而使水对火的克制不致过分而造成火的偏衰。同时,火还受到木的滋生,因此,火又通过生土,以加强土对水的克制,削弱水对木的滋生,从而使木对火的促进不会过分,以保证火不会发生偏亢。其他四行,依次类推。

(三) 气血津液

气血津液是构成人体的基本物质,是脏腑、经络等组织器官进行生理活动的物质基础。气是构成人体和维护人体生命活动的最基本物质,在生理上具有推动、温煦、防御、固摄、气化等功能。气聚合在一起便形成了有机体,气散则形体灭亡。庄子说:"通天下一气耳。"血是构成人体和维持人体生命活动的基本物质,具有营养和滋润作用。血必须在脉中运行,才能发挥它的生理作用。血在脉中循环运行,内至脏腑,外达皮肉筋骨,不断对全身各脏腑组织器官起着充分的营养和滋润作用,维持人体正常的生理活动。

津液是指各脏腑组织器官的内在体液及正常分泌物,是机体一切正常水液的总称。津和液的性状功能及分布部位各有不同,津是指性质较清稀,流动性较大,分布于体表皮肤肌肉,并能渗注于血脉,起着滋润的作用。液是指性质较稠厚,流动性较小,流注于骨节、脏腑、脑髓等组织,起着濡养作用。

气血津液都是机体脏腑、经络等组织器官进行生理活动所需要的能量,而气血津液又依赖于脏腑、经络等组织器官正常的生理活动。如果气血津液代谢不正常或脏腑、经络等组织器官不能进行正常的生理活动,就会引起疾病的发生。

(四) 藏象学说

"藏象"二字,首见于《素问·六节藏象论》,藏指藏于体内的内脏,象指表现于外的生理、病理现象。藏象包括各个内脏实体及其生理活动和病理变化表现于外的各种征象。藏象学说是研究人体各个脏腑的生理功能、病理变化及其相互关系的学说。它是历代医家在医疗实践的基础上,在阴阳五行学说的指导下,概括总结而成的,是中医学理论体系中极其重要的组成部分。脏腑又由五脏、六腑和奇恒之腑组成。五脏,即肝、心、脾、肺、肾。《素问·五脏别论》指出:"所谓五脏者,藏精气而不泻也,故满而不能实。"《灵枢·本脏》说:"五脏者,所以藏精、神、血、气、魂、魄者也。"六腑,即胆、胃、大肠、小肠、膀胱和三焦。《素问·五脏别论》说:"六腑者,传化物而不藏,故实而不能满也。"奇恒之腑也属于腑,但又异于常。系指脑、髓、骨、脉、胆和女子胞。这里边胆即是大腑之一,又属于奇恒之腑。《素问·五脏别论》说:"脑、髓、骨、脉、胆、女子胞,此六者地气之所生也,皆藏于阴而象于地,故藏而不泻,名曰奇恒之腑。"脏腑虽因形态功能之不同而有所分别,但它们之间却不是孤立的,而是相互合作、相互为用。如《素问·五脏生成篇》说:"心之合脉也,其荣色也,其主肾也;肺之合皮也,其荣毛也,其主心也;肝之合筋也,其荣爪也,其主肺也;脾之合肉也,其荣唇也,其主肝也;肾之合骨也,其荣发也,其主脾也。"又如《灵枢·本输》说:"肺合大肠,大肠者,传导之腑。心合小肠,小肠者,受盛之腑。肝合胆,胆者,中精之腑。脾合胃,胃者,五谷之腑。肾合膀胱,膀胱者,津液之腑。三焦者,中渎之腑也,水道出焉,属膀胱,是孤之腑也。是六腑之所与合者。"

藏象学说以脏腑为基础,按照脏腑的生理功能特点,以五脏为中心,通过经络的沟通,配合六腑,联系皮、肉、筋、骨、脉及目、舌、口、鼻、耳等组织,这样人体内各脏腑、组织、器官便构成一个有机的整体。按照脏象学说的理论,心与小肠相络属,其华在面,其充在血脉,开窍于舌;肺与大肠相络属,其华在毛,其充在皮,开窍于鼻;肝与胆相络属,其华在爪,其充在筋,开窍于目;脾与胃相络属,其华在唇四白,其充在肌,开窍于口;肾与膀胱相络属,其华在发,其充在骨,开窍于耳和二阴。精、气、血、津液是构成人体的基本物质,它们的生成、转化和输布,必须通过不同的脏腑功能活动才能完成;而脏腑组织器官的各种功能活动,又无不以精、气、血、津液作为物质基础。藏象学说认为,人的精神意识思维活动,与五脏的生理活动有着密切关系。精神意识思维活动的正常,有赖于五脏生理功能的平衡协调。

藏象学说认为,人体是通过经络系统把五脏六腑、四肢百骸、皮肉筋脉、七窍二阴联系成一个有机的整体,内在脏腑的病变,可经五官九窍,皮肉筋脉等反映于外,因而观察疾病的外在表现,可了解病位之所在,分辨病邪之属性,把握脏气之虚实。在此基础上,加以分析归纳,进而作为诊断的依据。如目赤肿痛,多系肝火为患,因为"肝开窍于目"。舌溃烂生疮,多系心火为患,因为"心开窍于舌"。在治疗方面,藏象学说是确立治疗原则,选方用药的理论依据,如培土生金、佐金平木等。

(五) 经络学说

经络学说是研究人体经络系统的组成、循行分布、生理功能、病理变化及其与脏腑相互关系,并指导临床实践的中医学理论,是中医学分析人体生理、病理和对疾病进行诊疗的主要依据之一。

经络是经脉和络脉的总称。经络,是人体运行气血、联络脏腑、沟通内外、贯穿上下的径路。"经",指经脉,有路径的含义,经脉贯通上下,沟通内外,是经络系统的主干。"络"指络脉,有网络的含义,为经脉别出的分支,较经脉细小,纵横交错,遍布全身。经络系统,由经脉系统和络脉系统组成。前者包括十二经脉及其附属的十二经别、十二经筋、十二皮部,奇经八脉;后者包括十五络脉及难以计数的浮络、孙络等。

1. **说明病理变化** 经络是人体通内达外的一个联络系统,在生理功能失调时,又是病邪传注的途径,具有反映疾病的特点。如在有些疾病的病理过程中,常可在经络循行通路上出现明显的压痛,或结节、条索等表现,以及相应部位皮肤色泽、形态、温度等的变化。通过望色、循经触摸和按压等,可推断疾病的病理状况。

2. **指导辨证归经** 辨证归经是在经络学说指导下通过辨析患者的症状、体征及相关部位发生的病理变化,来确定疾病所在的经脉。如头痛一证,痛在前额者多与阳明经有关,痛在两侧者多与少阳经有关,痛在后项者多与太阳经有关,痛在巅顶者多与督脉、足厥阴经有关。这是根据头部经脉分布特点辨证归经。临床上,还可根据所出现的证候,结合其所联系的脏腑进行辨证归经。如咳嗽、鼻流清涕、胸闷,或胸外上方、上肢内侧前缘疼痛等,与手太阴肺经有关;脘腹胀满、胁肋疼痛、食欲不振、嗳气、吞酸等,与足阳明胃经和足厥阴肝经有关。

3. **指导针灸和推拿治疗** 针灸和推拿是在经络学说指导下,针对某经或某脏腑的病变,在病变部位或经络循行的远端部位取穴,通过针灸或推拿等方法,以疏通气血,调整阴阳,从而达到治愈疾病或缓解症状的目的。在经络学说的指导下,腧穴的选取及针灸方法的选用是针灸治疗的两大关键。针灸临床通常根据经脉循行和主治特点进行循经取穴。如《四总穴歌》所载"肚腹三里留,腰背委中求,头项寻列缺,面口合谷收"就是循经取穴的具体体现。

4. **指导分经用药** 药物的治疗也是通过经络的传导传输使药达病所,发挥其疗效。古代医家在长期临床实践的基础上,根据某些药物对某一脏腑、经络所具有的特殊选择性作用,创立并形成了"药物归经"的理论,认为临床处方用药应当辨明病变的经络和脏腑,然后选用对某经或某一脏腑有特殊选择性作用的药物进行治疗。如款冬花、桑白皮、桔梗等是属于肺经的药物,苍术、白术、草豆蔻等是归于脾经的药物,升麻、石膏、防风等是归于阳明经的药物,蔓荆子、滑石、猪苓等是归于太阳经的药物。清热泻火药中,黄连清泻心火,黄芩清泻肺火,知母清泻肾火,石膏清泻胃火等。此外,有些药物的选择性作用特别明显,金元医家张洁古、李东垣据此创立了"引经报使"理论。引经,即使用某些药物能引导其他药物选择性地治疗某脏、某经的疾病。如头痛的辨证治疗,病属太阳经的应选羌活,属阳明经的可选白芷,属少阳经的当选柴胡,属足厥阴肝经的可选吴茱萸。上述药物不仅可以治疗相应部位的病证,还可以作为其他药物的向导,引导其他药物归入上述各经而发挥治疗作用,以增强对某经病变的疗效。针刺麻醉、耳针、电针、穴位埋线等治疗方法也都离不开经络学说的指导。

(六) 运气学说

运气学说是研究、探索自然界天文、气象、气候变化对人体健康和疾病的影响的学说,由五运和六气两部分组成。五运指木、火、土、金、水,是形成气候变化的地面因素;六气指厥阴风木、少阴君火、少阳相火、太阴湿土、阳明燥金、太阳寒水,是形成气候变化的气候因素,故又称五运六气。五运和六气的节律运动及其相互化合,产生自然界的气候变化。运气学说认为自然界有五运六气的变化,人体也有五脏之气和三阴三阳六经之气的运动。同时又认为自然界五运六气的变化与人体五脏六经之气的运动是内外相通相应的,因而自然界的五运六气可以影响人体五脏六经之气的生理及病理。运气学说是以阴阳五行为核心,在天人相应的整体观念基础上建立起来的。

干支即天干和地支,是中国古代用来记叙年、月、日、时和方位的符号,也是运气学说的推演符号。天干有十,依次为甲、乙、丙、丁、戊、己、庚、辛、壬、癸。地支有十二,依次为子、丑、寅、卯、辰、巳、午、未、申、酉、戌、亥。天干与地支两相结合,依次相配,天干在上,地支在下,共得60个结合,始于甲子,终于癸亥,称为一个甲子。在运气学说中,用天干推算五运,用地支推算六气。

三、中医学临床

(一) 病因和病机

病因是指破坏人体相对平衡状态的因素。古代中医学病因学将致病因素分为3种,即外因(如六淫、疠气等)、内因(如七情)和不内外因(包括饮食不节、劳逸损伤、外伤、寄生虫等)。痰饮和瘀血是人体受某种致病因素作用后,在疾病过程中形成的病理产物,又能直接或间接作用于人体某一脏腑组织,发生多种病证,也属于致病因素。《内经》所论述的病因内容主要有天气因素(风、寒、暑、湿、燥、火)、情志因素(怒、喜、忧、思、悲、恐、惊)和饮食起居(饮食、劳逸、房事、起居等)三大方面。

病机是指疾病发生、发展、变化及其结局的机制。它以阴阳五行、气血津液、藏象、经络、病因和发病等基础理论,探讨和阐述疾病发生、发展、变化和结局的机制及其基本规律,即病机学说。

(二) 中医学诊法

其以中医学理论为指导,运用"望""闻""问""切"四诊的方法诊察疾病,探求病因、病位、病性及病势,辨别证候,对疾病作出诊断,为治疗提供依据。望诊是医师运用视觉,观察患者身体有关部位及其分泌和排泄物等以了解病情的诊断方法,包括望舌、望神、望色、望五官、望形态、望络脉等。其中,望舌即舌诊,指观察患者舌质和舌苔变化,以判定病情,推测预后,是望诊的重要内容。闻诊是医师通过听患者声音、嗅其气味以了解病情的诊断方法,包括通过听声音了解患者语言、呼吸、咳嗽、呕吐、呃逆等声音变化,通过嗅气味嗅患者口气、体气和排泄物等的异常气味。问诊是医师对患者或陪诊人进行系统而有针对性的询问,是全面了解病情的一种诊断方法。切诊是医师运用手的触觉,对患者寸口脉及体表特定的部位进行触摸、按压、体验,从而了解病情的一种诊断方法,主要包括切寸口脉和按诊两部分。中医学诊治是一门独具特色的学科,其特色归纳:整体察病、四诊合参、辨证求本、辨病辨证相结合等。

(三) 辨证

辨证是以脏腑、经络、气血津液、病因等理论为依据,对通过望、闻、问、切四诊所搜集的症状、体征等资料进行综合归纳、分析推理及判断,辨明其内在联系,归纳为阴、阳、表、里、寒、热、虚、实八类证候,从而认识疾病,作出正确诊断。八纲辨证是从各种辨证方法的个性中概括出的共性,在诊断疾病过程中,起到执简驭繁、提纲挈领的作用。

辨证和论治,是中医学理、法、方、药在临床上具体重要的两个环节,两者相互联系,不可分割。辨证是认识疾病,论治是针对病证采取相应的治疗手段和方法。辨证是治疗的前提和依据,论治是辨证的目的和检验辨证正确与否的客观标准。

"症"指单个的症状,中西医认识是一致的,如头痛、发热、咳嗽、心悸和失眠等。

"病"指病名,中医学所说的病名中只有少数与西医病名是一致的,如麻疹、白喉、破伤风、哮喘、痢疾、中暑等,而大部分的病名是不同的。由于中西医的理论体系不同,对疾病的认识途径是不一样的。西医对疾病的认识是建立在人体解剖学、生物学基础上的,临床诊断疾病的依据是患者的自觉症状、体格检查、实验室检查;中医学认为疾病是人体阴阳偏盛偏衰的结果,临床辨证主要依据患者的症状和体征(舌象、脉象等)等,诊断时不一定要确定病名,而是要明确是什么"证"。

"证"即证据、证候的简称。它不单纯是症状或主观感觉,而是一组综合征,也是中医学对疾病的诊断。"证"是一组特定的临床表现(症状、体征等),并包含着病因、病变部位、病变性质、正邪双方力量对比状况等方面的综合概念。"证"是从分析症状和体征着手,归纳成为比症状更能说明疾病本质的概念。

中医学辨证是在长期临床实践中形成的。方法有多种,主要有八纲辨证,病因辨证、气血精津辨证、脏腑辨证、卫气营血辨证、三焦辨证、六经辨证等。其中,八纲辨证是各种辨证的总纲。

(四) 治则治法

治则是治疗疾病时所必须遵循的法则。治则是在整体观念和辨证论治理论指导下,根据四诊(望、闻、问、切)所获得的客观资料,在对疾病进行全面分析、综合与判断的基础上制定出来的对临床立法、处方、遣药具有普遍指导意义的治疗规律。①治则与治法的关系。治则是用以指导治疗方法的总则,而治法是在治则指导下制定的治疗疾病的具体方法,它从属于一定治疗原则。例如,各种疾病从邪正关系来说,不外乎邪正斗争、消长、盛衰的变化。因此,在治疗上,扶正祛邪就成为治疗的基本原则。在这一总的原则指导下,根据具体情况所采取的益气、养血、滋阴、补阳等方法,就是扶正的具体方法,而发汗、吐下等方法,则是祛邪的具体方法。②治疗原则。中医学认为:"治病必求于本"(《素问·阴阳应象大论》)。本,本质、本原、根本、根源之谓。治病求本,就是在治疗疾病时,必须寻找出疾病的根本原因,抓住疾病的本质,并针对疾病的根本原因进行治疗。它是中医学辨证论治的一个根本原则,也是中医学治疗中最基本的原则。

1. **扶正祛邪** 扶正是培补正气以愈病的治疗原则,就是使用扶助正气的药物,或其他疗法,并配合适当的营养和功能锻炼等辅助方法,以增强体质,提高机体的抗病力,从而驱逐邪气,以达到战胜疾病、恢复健康的目的;祛邪是消除病邪以愈病的治疗原则,就是利用驱除邪气的药物或其他疗法来祛除病邪,达到邪去正复,恢复健康的目的。所谓"实者泻之"就是这一原则的具体应用。

在临床上,扶正和祛邪是相互联系的两个方面。扶正是为了祛邪,通过增强正气的方法,驱邪外出,从而恢复健康,即所谓"正盛邪自祛"。祛邪是为了扶正,消除致病因素的损害而达到保护正气、恢复健康的目的,即所谓"邪去正自安"。扶正与祛邪是相辅相成的两个方面。因此,运用扶正祛邪的治则时,要认真仔细分析正邪力量的对比情况,分清主次,决定扶正或祛邪,或决定扶正祛邪的先后,具体情况如下。①扶正:适用于以正虚为主,而邪不盛实的虚证。如气虚、阳虚证,宜采取补气、壮阳法治疗;阴虚、血虚证,宜采取滋阴、养血法治疗。②祛邪:适用于以邪实为主,而正未虚衰的实证。临床上常用的汗法、吐法、下法、清热、利湿、消导、行气、活血等法,都是在这一原则指导下,根据邪气的不同情况而制定的。③先攻后补:即先祛邪后扶正。适用于虽然邪盛、正虚,但正气尚可耐攻,以邪气盛为主要矛盾,若兼顾扶正反会助邪的病证。如瘀血所致的崩漏证,因瘀血不去,出血不止,故应先活血化瘀,然后再进行补血。④先补后攻:即先扶正后祛邪。适用于正虚邪实的虚实错杂证而正气虚衰不耐攻的情况。此时先祛邪更伤正气,必须先用补法扶正,使正气渐渐恢复到能承受攻伐时再攻其邪。如臌胀病,当正气虚衰为主要矛盾,正气又不耐攻伐时,必须先扶正,待正气适当恢复,能耐受攻伐时再泻其邪,才不致发生意外事故。⑤攻补兼施:即扶正与祛邪并用。适用于正虚邪实,但两者均不甚重的病证。具体运用时必须区别正虚邪实的主次关系,灵活运用。如以正虚为主要矛盾,单纯用补法又恋邪,单纯攻邪又易伤正,此时则应以扶正为主兼祛邪。如气虚感冒,则应以补气为主兼解表。若以邪实为主要矛盾,单攻邪又易伤正,单补正又易恋邪,此时治当以祛邪为主兼扶正。

2. **标本缓急** 标即枝末、树梢,非根本之谓;本即草木之根本,根基。一般而言,从医患关系来说,病人为本,医师为标,即病为本,人为标;从邪正关系来说,人体的正气为本,致病的邪气为标;从病因与症状的关系来说,病因为本,症状为标;从疾病先后来说,旧病为本,新病为标,先病为本,后病为标;标本不是绝对的,而是相对的。针对临床病证中标本主次的不同,采取"急则治标,缓则治本"的法则,以达到治病求本的目的,此即所谓"标本先后"的基本治则。标本理论对于正确分析病情,辨别病证的主次、本末、轻重、缓急,予以正确的治疗,均具有重要的指导意义。

标本缓急的临床应用:①缓则治本:其原则一般适用于慢性疾病,或当病势向愈,正气已虚,邪尚未尽之际。如内伤病其来也渐,且脏腑之气血已衰,必待脏腑精气充足,人体正气才能逐渐恢复。因此,治宜缓图,不可速胜。故"治主以缓,治客以急"(《素问·标本病传论》)。②急则治标:其原则一般适用于卒病且病情非常严重,或疾病在发展过程中,出现危及生命的某些症候时。如治暴病不宜缓,初病邪未深入,当急治以去其邪,邪去则正气不伤,患者易于恢复。如大失血病变,出血为标,出血之因为本,但其势危急,故常以止血治标为首务,待血止后再治出血之因以图本。

3. **正治与反治**　所谓正治,就是逆其证候性质而治的一种治疗法则,故又称"逆治"。正治是临床最常用的一种治疗法则。适用于疾病的本质和现象相一致的病证。由于疾病的性质有寒热虚实之别,所以正治法就有寒者热之,热者寒之,虚者补之,实者泻之之分。①寒者热之:是指寒性病变出现寒象,用温热药治疗,即以热治寒。如表寒证用辛温解表法,里寒证用辛热温里法等。②热者寒之:是指热证现热象,要用寒凉的药物治疗。如表热证用辛凉解表法,里热证用苦寒清热法。③虚者补之:是指虚证见虚象,用补益的药物补其虚。如阳虚证用壮阳法,阴虚证用滋阴法。④实者泻之:是指实证见实象,则用泻法,泻其邪。如食积之证用消导法,水饮停聚证用逐水法,血瘀证用活血化瘀法,虫积证用驱虫法等。

所谓反治,是顺从疾病假象而治的一种治疗法则。即采用方药或措施的性质顺从疾病的假象,与疾病的假象相一致,故又称"从治"。究其实质,是在治病求本法则指导下,针对疾病的本质而进行治疗的方法,故仍然是"治病求本"。适用于疾病的征象与本质不完全一致的病证。用于临床,一般具有以下几种。①热因热用:指用热性药物治疗具有假热症状的病证之法。适用于真寒假热证,即阴寒内盛,格阳于外,形成里真寒外假热的症候。治疗时针对疾病的本质,用热性药物治其真寒,真寒一去,假热也就随之消失了。这种方法对其假象来说就是以热治热的"热因热用"。②寒因寒用:是指用寒性药物治疗具有假寒症状的病证之法。适用于里热炽盛,阳盛格阴的真热假寒证。如热厥证,因阳盛于内,格阴于外,只现四肢厥冷的外假寒症状,但壮热、口渴、便燥、尿赤等热证是疾病的本质,故用寒凉药治其真热,假寒自然就消失了。③塞因塞用:是用补益的药物治疗具有闭塞不通症状的病证之法。适用于因虚而致闭塞不通的真虚假实证。如脾胃虚弱,气机升降失司所致的脘腹胀满等症,治疗时应采取补脾益胃的方法,恢复脾升胃降之职,气机升降正常,脘腹胀满自除。这种以补开塞之法,就是塞因塞用。④通因通用:是用通利的药物治疗具有实性通泄症状的病证之法。适用于真实假虚之候,如食积腹泻,治以消导泻下;瘀血所致的崩漏,治以活血化瘀等,这种以通治通的方法,就是通因通用。

正治与反治,都是针对疾病的本质而治的,同属于治病求本的范畴。但是,正治与反治的概念有别,并且,就各自采用的方药的性质、效用与疾病的本质、现象间的关系而言,方法上有逆从之分。

4. 调整阴阳 所谓调整阴阳,是针对机体阴阳偏盛偏衰的变化,采取损其有余,补其不足的原则,使阴阳恢复相对平衡的状态。从根本上讲,人体患病是阴阳间协调平衡遭到破坏,出现了偏盛偏衰的结果。故调整阴阳,"以平为期"是中医学治疗疾病的根本法则。

在临床应用中,①损其有余:又称损其偏盛,是指阴或阳的一方偏盛有余的病证,应当用"实则泻之"的方法来治疗。抑其阳盛:"阳盛则热"所致的实热证,应用清泻阳热,"治热以寒"的法则治疗;损其阴盛:对"阴盛则寒"所致的实寒证,应当温散阴寒,"治寒以热",用"寒者热之"的法则治疗。由于阴阳是互根的,"阴盛则阳病""阳盛则阴病"。在阴阳偏盛的病变中,如其相对一方有偏衰时,则当兼顾其不足,配以扶阳或滋阴之法。②补其不足:是指对于阴阳偏衰的病证,采用"虚则补之"的方法予以治疗的原则。病有阴虚、阳虚、阴阳两虚之分,其治则有滋阴、补阳、阴阳双补之别。

5. 调和气血 调和气血是根据气和血的不足及其各自功能的异常,以及气血互用的功能失常等病理变化,采取"有余泻之,不足补之"的原则,使气顺血和,气血协调。它是中医学治疗疾病的重要原则,适于气血失调之候。①气病之治,概而言之,即:气虚则补,气滞则疏,气陷则升,气逆则降,气脱则固,气闭则开。②血病治则:血为水谷之精华,出于中焦,生于脾,宣于肺,统于心,藏于肝,化精于肾,功司濡养、滋润、调和五脏,洒陈六腑,维持着生命活动的正常进行,临床上,血之为病,证有血虚、血瘀、出血、血寒、血热之分。其治则血虚则补、血瘀则行、出血则止、血寒则温、血热则凉。③气血同病治则:气非血不和,血非气不运,气属阳,血属阴,一阴一阳,互相维系。由于气血之间的关系非常密切,生理上相互依存,病理上常相互影响,终致气血同病。气对血有温煦、化生、推动、统摄作用。气虚无以生化必致血虚,推动、温煦之功减弱必致血瘀,统摄无权必致出血,气滞则血因之而瘀,气机逆乱则血亦随之而上逆或下陷。此为气病及血。同样,血病亦可及气,如血虚无以载气,则血亦随之而少,血瘀则气亦随之而滞,血脱则气无所附,必随之脱逸,乃至亡阴、亡阳之危候。气血关系失调,常常表现为气血同病,气病治血、血病治气,使气血关系恢复正常状态。

6. 调整脏腑 人体是一个有机的整体,脏与脏、脏与腑、腑与腑之间,生理上相互协调,相互为用,在病理上也相互影响。一脏有病可影响他脏,他脏有病也可影响本脏。因此,调整脏腑就是在治疗脏腑病变时,既要考虑一脏一腑之阴阳气血失调,更要注意调整各脏腑之间的关系,使之重新恢复平衡状态。这是调整脏腑的基本原则。

在临床上,①调整脏腑的阴阳气血:脏腑是人体生命活动的中心,脏腑阴阳气血是人体生命活动的根本,脏腑的阴阳气血失调是脏腑病理改变的基础。因此,调整脏腑阴阳气血是调整脏腑的基本原则。②顺应脏腑的生理特性:五脏藏精气而不泻,六腑传化物而不藏。脏腑的阴阳五行属性、气机升降出入规律、四时通应,以及喜恶在志等生理特性不同,故调整脏腑须顺应脏腑之特性而治。③协调脏腑之间的关系:根据五行生克制化规律调节,主要有"补母"与"泻子"两个方面。滋水涵木、培土生金、益火补土、生金资水等从属于"虚则补其母";肝实泻心、心实泻胃等从属于"实则泻其子";根据五行相克规律调节:主要有抑强和扶弱两个方面。如木火刑金者,采用佐金平木法来泻肝清肺,此属抑强;肝虚影响脾胃,此为木不疏土,治以和肝健脾,以加强双方之功能,此为扶弱。至于抑木扶土、泻南补北等,属于两者兼施,而有主次之别;根据五行制化规律调节:五行之间生中有克,克中有生,相互生化,相互制约,循环不息。因此,根据五行调节机制对脏腑功能进行调整,不仅要补母泻子,抑强扶弱,调整相关两脏的关系,而且更要将两者结合起来,调整相关三脏之间的关系,如木克土,土生金,金克木,既要抑木扶土,又要培土生金,佐金平木,使之亦制亦化,协调平衡。

7. 因时、因地、因人制宜　疾病的发生、发展与转归,受多方面因素的影响。如气候变化、地理环境、个体的体质差异等,均对疾病有一定的影响。因此,治疗疾病时,必须把这些因素考虑进去,根据具体情况具体分析,区别对待,以采取适宜的治疗方法。

(1) 因时制宜。四时气候的变化,对人体的生理功能、病理变化均会产生一定的影响。根据不同季节气候的特点,考虑用药的原则,就是因时制宜。例如,春夏季节,气候由温渐热,阳气升发,人体腠理疏松开泄,即使外感风寒,也应注意慎用麻黄、桂枝等发汗力强的辛温发散之品,以免开泄太过,耗伤气阴;而秋冬季节,气候由凉变寒,阴盛阳衰。人体腠理致密,阳气潜藏于内,此时若病热证,也当慎用石膏、薄荷等寒凉之品,以防苦寒伤阳,故《素问·六元正纪大论》曰:"用温远温,用热远热,用凉远凉,用寒远寒。"

(2) 因地制宜。根据不同地理环境特点,考虑用药的原则,就叫因地制宜。如我国西北地区,地势高而寒冷,其病多寒,治宜辛温;东南地区,地势低而温热,其病多热,治宜苦寒。再如用麻黄、桂枝治疗外感风寒证,在西北严寒地区,药量可以稍重,而在东南温热地区,药量就应稍轻。此外,某些地区还有地方病,治疗时也应加以注意。

(3) 因人制宜。根据患者年龄、性别、体质、生活习惯等不同特点,考虑用药的原则,称为因人制宜。如年龄不同,生理功能及病变特点亦不同,老年人气血衰少,患病多虚证或正虚邪实,治疗时,虚证宜补,而邪实须攻者亦应注意配方用药,以免损伤正气。再如对妇女经期、怀孕、产后等情况,用药尤须加以考虑。其次,在体质方面,由于每个人的先天禀赋和后天调养不同,个体素质不仅有强弱之分,而且还有偏寒偏热及素有某种慢性疾病等不同情况,所以虽患同一疾病,治疗用药亦当有所区别。因时、因地、因人制宜的治疗原则,充分体现了中医治疗疾病的整体观念和辨证论治在实际应用中的原则性和灵活性。必须全面地看问题,具体情况具体分析。

(五) 预防

预防就是采取一定的措施,防止疾病的发生和发展。《内经》称之为"治未病"。《素问·四气调神大论》曰:"圣人不治已病治未病,不治已乱治未乱。"可见古人早已认识到预防疾病,防患于未然的重要意义。

所谓治未病,包括未病先防和既病防变两个方面的内容。

1. **未病先防** 是指在人体未发生疾病之前,采取各种措施,做好预防工作,以防止疾病的发生。这是中医学预防疾病思想最突出的体现。未病先防的方法:①调养身体,提高人体抗病能力。中医学摄生十分重视精神调养,要求人们做到"恬淡虚无"。"恬"是安静;"淡"是愉快;"虚"是虚怀若谷,虚己以待物;"无"是没有妄想和贪求,即具有较为高尚的情操,无私寡欲,心情舒畅,精神愉快,则人体的气机调畅,气血和平,正气旺盛,就可以减少疾病的发生。②锻炼身体。"生命在于运动"。人体通过运动,可使气机调畅,气血流通,关节疏利,增强体质,提高抗病力。不仅可以减少疾病的发生,促进健康长寿,而且对某些慢性病也有一定的治疗作用。③生活起居应有规律。做到饮食有节,起居有常,适应自然规律,中医学提出了"法于阴阳""和于术数"等摄生原则,以适应自然规律,保障人的健康。"法于阴阳"的"法",即效法之意。"阴阳",指自然界变化的规律。"和于术数"的"和",为调和、协调之意。"术数,修身养性之法"(《类经·摄生类》)。④药物预防及人工免疫。我国在 16 世纪就发明了人痘接种法预防天花,是人工免疫的先驱,为后世预防接种免疫学的发展开辟了道路。近年来,随着中医药的发展,试用中药预防多种疾病收到了很好的效果。如板蓝根、大青叶预防流感、腮腺炎,马齿苋预防菌痢等,都是简便易行、用之有效的方法。⑤防止病邪的侵袭。病邪是导致疾病发生的重要条件,故未病先防除了增强体质,提高正气的抗邪能力外,还要注意防止病邪的侵害。应讲究卫生,防止环境、水源和食物污染,对六淫、疫疠等应避其毒气。

2. **既病防变** 所谓既病防变是指在疾病发生以后,应早期诊断、早期治疗,以防止疾病的发展与传变。既病防变的方法如下。①早期诊断:既病之后,就要争取时间及早诊治,防止疾病由小到大,由轻到重,由局部到整体,防微杜渐,这是防治疾病的重要原则。②防止传变:传变,亦称传化,是指脏腑组织病变的转移变化。"善医者,知病势之盛而必传也,预为之防,无使结聚,无使泛滥,无使并合,此上工治未病之说也"(《医学源流论·表里上下论》)。③先安未受邪之地:既病防变,不仅要截断病邪的传变途径,而且又"先安未受邪之地"。

(六)养生

养生又名摄生、道生、保生等,保养身体之谓,是指根据生命发展的规律,采取保养身体,减少疾病,增进健康,延年益寿等措施而进行的一种健身益寿活动。中医学养生流派有静神、动形、固精、调气、食养及药饵之分,以调饮食、慎起居、适寒温、和喜怒为其基本养生观点。养生的基本原则如下。

1. **顺应自然** 人以天地之气生,四时之法成,顺应自然养生包括顺应四时调摄和昼夜晨昏调养。生活起居,要顺应四时昼夜的变化,动静和宜,衣着适当,饮食调配合理,体现春夏养阳、秋冬养阴的原则。中医学认为"上知天文,下知地理,中知人事,可以长久"。社会环境一方面供给人类所需要的物质生活资料,满足人们的生理需要,另一方面又形成和制约着人的心理活动。

2. 形神共养、形神合一 又称形与神俱，形神相因，是中医学的生命观。形神共养，是指不仅要注意形体的保养，而且还要注意精神的摄生，使形体强健，精力充沛，身体和精神得到协调发展，才能保持生命的健康长寿。中医学养生观以调神为第一要义，守神以全形。通过清静养神、四气调神、积精养神、修性怡神、气功练神等，以保持神气的清静，增强心身健康，达到调神和强身的统一。

3. 保精护肾 保精护肾是指利用各种手段和方法来调养肾精，使精气充足，体健神旺，从而达到延年益寿的目的。精是构成人体和促进人体生长发育的基本物质，精气神是人身"三宝"，精化气，气生神，神御形，精是气形神的基础，为健康长寿的根本。

4. 养脾胃 脾胃为后天之本，气血生化之源，故脾胃强弱是决定人之寿夭的重要因素。脾胃为气机升降之枢纽，脾胃协调，可促进和调节机体新陈代谢，保证生命活动的正常进行。先天之本在肾，后天之本在脾，先天生后天，后天养先天，两者相互促进，相得益彰。调补脾肾是培补正气之大旨，也是全身形而防早衰的重要途径。

第二节 各民族传统医学思想体系

我国现有的55个少数民族几乎都有独特的诊疗疾病的医学传统，并且逐渐融为其民族文化的一部分。但是由于历史文化原因及各少数民族自身发展程度的不同，导致各民族传统医学的发展不均衡。有些民族医学具有完善的理论体系，如藏医学、蒙医学、维吾尔医学、傣医学为四大民族医学，且国家对藏医、蒙医、维吾尔医和傣医四大民族医已经开展了医师资格考试。下文简要介绍目前发展较好的医学体系，如藏医学、蒙医学、维吾尔医学、傣医学、壮医学、苗医学、彝医学、朝医学、回医学、瑶医学、哈萨克医学等。

一、藏医学

藏医学有3 000余年的历史，我国藏医学的很多观念受藏传佛教的影响，许多医学观点观念与佛教吻合。藏医的出现与传承都与佛教密切相关。藏医学传承地主要位于西藏自治区全境及青海省、云南省、甘肃省、四川省的部分地区。藏医学的经典著作是成书于公元8世纪末的《四部医典》，其内容很广，包括基础理论、生理和解剖、诊断、治疗原则、预防、药物等。藏医学认为人体内存在着三大因素："龙""赤巴""培根"；七大物质基础：饮食精微、血、肉、脂肪、骨、骨髓、精；3种排泄物：大、小便及汗。三大因素支配着七大物质基础及3种排泄物，在一定条件下三者保持着相互协调、相对平衡，维持着人体正常生理功能。一旦机体平衡破坏，将会引起疾病。特别是龙、赤巴、培根中某种因素的功能亢进、低下或互不协调，不仅可引起龙病、赤巴病、培根病，而且还可能造成其他疾病的发生。龙、赤巴、培根既可以用来解释人的正常生理活动、某些疾病发生的原因，还可以用来区分人的类型。藏医将人分为龙、赤巴、培根3种类型。疾病侵入人体的途径一般由表入里,经皮肤→肉→血→骨→五脏六腑。龙、赤巴、培根3类疾病在人体中并不是始终固定不变的,一定条件下也可以互相转化。尽管疾病多种多样,但是均可归纳为寒热两大类。龙病、培根病、慢性病属于寒性病,而赤巴病、血病、急性病均属于热性病。藏医所指的脏腑包括①五脏:心、肝、脾、肺、肾;②六腑:胃、隆(相当十二指肠)、肠、胆、膀胱、"三姆休"(按其藏灸穴位和中医学背部俞穴的位置来看,可能相当于中医的三焦,但其功能又与三焦不同)。

诊断方面,藏医诊断疾病的方法主要靠问诊、望诊、触诊,与中医学相似。藏医治病包括饮食、起居、内服药物、外治4个方面。治病除使用内服药物或外治法外,对饮食起居也很重视。内治方面,亦是根据"寒者温之""热者寒之"的原则。外治内容多样,包括①擦身、按摩;②灸法,包括火灸和艾灸两种;③拔罐法,有火罐和牛角罐;④外敷法,有热敷和冷敷,热敷多用于治疗消化不良之胃寒症、急性疼痛发作等病证,冷敷多用于治热病和炎症等;⑤药物外治法,包括熏药法,药水浴,药物擦身等;⑥穿刺法;⑦放血疗法等。

二、蒙医学

蒙医学在自身发展过程中,充分借鉴了传统中医学和藏医学,形成了自身独有的特点。蒙医学的传承地主要包括内蒙古自治区全境及辽宁省、吉林省、青海省、新疆维吾尔自治区的部分地区。蒙医以"赫依""希拉""巴达干"三根的关系来解释人体的生理、病理现象。所谓"赫依",是指各种生理功能的动力。凡是思维、语言、动作及各脏器的功能活动,都受它支配。如果"赫依"功能失常,则会导致脏腑功能减弱,表现为神志异常、失眠、健忘等。"希拉"有火热之意。机体的体温、各组织器官的热能及精神的振奋等都是"希拉"在发挥作用。"希拉"偏盛,就会发生各种温热病,如口苦、吐酸、神情狂躁等表现。"巴达干"是指体内的一种黏液状物质,具有寒性的特征。"巴达干"的功能失调,除了表现为一般寒性征象外,还易导致水液停滞不化,出现各种分泌物增多的现象。蒙医治疗方法包括放血疗法、拔罐穿刺法、灸疗术、酸马奶疗法、蒙医正骨术等。

三、维医学

即维吾尔医学,是我国古代维吾尔族人民在长期与疾病斗争过程中,结合当地气候、饮食特点,在传统文化及诊治疾病手段方法的基础上,广泛吸收融合中医及古希腊-阿拉伯医学精华而形成的传统医学。它既不同于古希腊医学,也不同于古阿拉伯医学、印度医学或者中医学。维吾尔医学在理论上以四大物质学说为理论核心,以气质学说为指导思想,以体液、力、素质及器官的生理、病理为基础,以整体观念、辨证论治为特点,形成独特的理论体系,具有丰富的实践经验和理论内容。

维吾尔医学认为,整个自然界以至整个宇宙的基础是受火、气、水、土四要素制约和影响的;而人的生命是由于自然界中四要素的组合才得以形成,同时在其经常、直接的影响下才能得以维持的。四大物质学说包括火、气、水、土;气质学说包括 8 种正常气质(热、湿、寒、干、干热、温热、温寒、干寒)和 8 种异常气质。体液学说包括正常体液(4 种)和异常体液(4 种);力学说包括生命力、精神力(12 种)和自然力(7 种);健康学说包括健康必须有的 11 种因素。疾病学说包括气质失调疾病(体液型及非体液型各 8 种)、形状改变型疾病、结构损伤型疾病等;诊断学说包括七诊(即除了望、闻、问、切诊外还有尿诊、便诊和痰诊);治疗学说包括护疗、食疗、药疗、手疗四大疗法。药物学说包括草药、动物药、矿物药及其药物性味、矫正药、代用药等;制剂学说包括剂型,剂型分为膏状制剂(糖膏、蜜膏、苦膏、解毒膏、粗膏、仁膏、情舒膏、花膏、含膏、软膏、敷膏)、硬状制剂(片剂、小丸、肛门栓剂、耳鼻栓剂、阴道栓)、散状制剂(内服散、牙粉、眼粉、吹粉、口腔粉、冲剂)、液状制剂(糖浆、蒸露、果浆、煎汤、浸泡液、黏液、鼻闻液、洗脚液、油剂、灌肠液、滴液、酸液、注射液、口服液等),共 60 多种。

四、傣医学

傣医学作为在我国西南地区拥有重要影响力的医学体系,已经存在了 1 500 多年,并成为自成体系的传统民族医学。它是以傣族贝叶文化为背景,以"四塔、五蕴"为理论核心,以聚居区天然药物为资源,以适应本民族生产、生活的行医方式为医疗模式,讲究未病先解,先解后治,同解同治,整体调节。傣医治病除采用内服、外用(包括涂擦包敷)或内服与外用相结合 3 种治法之外,还有一些独特的治疗方法:闭(温热药水推拿按摩疗法)、暖雅(睡药疗法)、咱雅(拖擦药物疗法)、达雅(搽药疗法)、烘雅(熏蒸疗法)、啊雅(洗药疗法)、难雅(坐药疗法)、果雅(包药疗法)、沙雅(刺药疗法)等。1983 年,国家确定傣医学为中国四大民族医学之一。

五、壮医学

壮医学萌芽于先秦时期,经过汉魏六朝的发展至唐宋,已大抵形成了草药内服、外洗、熏蒸、敷贴、佩药、骨刮、角疗、灸法、挑针和金针等多种有效的特色医学。但由于壮医药学没有形成规范的文字记录,决定了其以"口传心授"为主要传承方式。这些传承内容主要体现在壮医药中重要的医疗理论、药物功用认识、各科疾病诊断经验、治疗经验,壮医学各种特色疗法上,是通过一代代人传承下来的;壮医学主要流传在壮族聚居地区讲壮族语言的民间。"口传心授"方式决定了其不可能成为繁杂的体系,而多为简洁、实用及经得起考验的知识,这些知识内容是客观的传统壮医药,但多散布在民间。

壮医的地域环境特色和气候特点决定了其发病观。岭南地带邪热炽盛,腠理开泄,正气易耗,表现为壮族地区突出的"痧""瘴""毒""蛊""风""湿"等地方病发病特色,并形成壮医疾病谱的基本纲领,且决定壮民外在活动频繁的生活方式,从而导致壮医较注重外治方法,并形成一系列重要的外治特种技术,如壮医针法、壮医灸法,也催生了优秀的壮医挑治法、壮医刺血疗法和壮医佩药疗法等非常丰富的壮医外治疗法。

六、苗医学

素有"千年苗医、万年苗药"之誉,是极具魅力的优秀民族医药文化代表之一。苗族医学理念中源于大自然,敬畏大自然,与自然和谐共处的治疗观念,绿色森林中的天然药材,大山深处清新的空气,都是治疗疾病和恢复健康的重要元素。大自然赋予了苗药灵气,也赋予苗医治疗方法的智慧。通过千百年来的不断实践和总结,苗医药形成了自己的特色,医与药、巫、防、治、武、商等形式结合,有望、听、问、脉、摸等诊断方法,有内治法、外治法(如放血、刮、暴灯火、气角、滚蛋、发泡、佩戴、熏蒸、火针、抹酒、烧药、针挑、拍击、外敷、药针、化水)等独特疗法。按疾病不同分为经类(三十六经、七经)、症类、翻类、龟(播)类、小儿十二胎病、新生儿十二抽病、仿类、花类、疔类、疮类、丹类及杂病类等苗医基础理论,将疾病分为热经和冷经。这些诊断和治疗方法与其他民族医学包括中医学有一些类似,但其是基于本民族的实践经验总结而来,具有鲜明的民族特色。因此,其作为中华民族医药宝库的重要组成部分,理应继续加以继承和发展。

七、彝医学

彝医学作为中国传统民族医学的重要组成部分,亦是中华文化的瑰宝。其中,云南白药、紫灯颗粒等蜚声海内外,排毒养颜胶囊更是以单品销售过百亿的成绩连续多年稳居药品翘楚,曾被外国学者赞誉为"世界上最具盛名的一个医种,是古老、神奇、安全、有效的",被列入我国非物质文化遗产。彝医学主要依靠家族、师带徒等模式和口头传授较为局限的方式流传至今,全国的彝医学专家老龄化严重,即便是师承后的彝医,也没有彝医执业医师证,诸多因素导致彝医学濒临灭绝。

八、朝医学

朝医学是朝鲜族人民在固有文化基础上,吸收中医药的理论,结合本民族防治疾病的经验而形成的本民族传统医学体系,其理论基础是四象医学。19世纪末,朝医学家李济马先生编著《东医寿世保元》一书,根据《灵枢·通天》太少阴阳五态人论,结合自己临床实践取太少阴阳人,舍阴阳和平人,把人分成四象,并创立了四象医学体系。辨象是朝医学临床诊断和治疗的关键,是以太极四象的哲学原理为基础,把人的体质根据阴阳的多少来划分成太阳人、少阳人、太阴人、少阴人4个类型、两大阴阳属性。每种类型都有其独特的体质结构形态、五官特征、情志性格、饮食嗜好。

九、回医学

回医学理论体系继承了阿拉伯伊斯兰医学中的朴素唯物主义自然观,对人类的体质特征、生理特征、发病机制均能给以唯物的哲学解释。《回回药方》一书是伊斯兰医学传入中国的代表作,因为战乱而残缺不全。回医学承袭伊斯兰医学的"四元"理论,以人天浑同与有机整体思想为主导;以元气一元论与阴阳七行学说为基础;以动态和谐与过程论的观念,探索人的生命活动中身体和心性健康的整体规律及其与疾病失序的关系;以辨质为主,结合辨证、辨病、辨经,论证治疗、康复、养生、预防为特点的医学理论。回医喜用香药,以香药为主要成分的"白敬宇眼药""马应龙眼药"是回药的杰出代表。回药剂型有汤、丸、丹、散、膏、饼、露酒、滴鼻剂、漱口剂、灌肠剂、糊剂、搽剂等,但舐剂、油剂、滴鼻剂、露酒剂、糖果剂、饼剂、漱口剂、搽剂独具特色,与汤剂为主的传统中药有很大差别。回医特色诊疗技术包括内服药物疗法、外用药物疗法、手法器械类疗法、精神心理感官类疗法、养生调摄类疗法、活物类疗法和宗教习俗疗法七大类。"张氏回医正骨疗法""陈氏回医十技法""汤瓶八诊疗法"作为宁夏回族自治区和国家非物质文化遗产,并由国家中医药管理局确定以适宜技术在宁夏推广应用。

十、瑶医学

瑶族以前没有本民族的文字,因此其医药理论未有文字形式总结,更没有专著。瑶医学基本理论有三元论、气一万化论、百体相寓论、八因致病论、鼻关总窍论、诸病入脉论、盈亏平衡论。把自然界之天、地和人并称三元,认为三元之间互相影响,互相制约,密不可分。人是天地的产物,必然受到天地的影响,不能脱离自然环境而生存,而人类活动亦可影响天地,引起天地的变化。因此,天、地、人三元必须协调和谐,人体才能健康无病。三元和谐论是瑶医纯朴的天人自然观,类似于中医学的整体观念。同时,瑶医认为自然界万物都源于气,其生成、发展、强盛、衰落都取决于气的运动,是气的变形、运动和变化的结果。因此,人体也是由气所化生,即气是构成人体的最基本物质,是人生存的根本,是生命活动之主、之本、之母,没有气生命就会终止。而人体各个器官的功能活动,包括人的情感、思维等都是由气所派生。气又有弥散和聚合两类存在状态,从而维持人的形体与功能。百体相寓论实为瑶医朴素的整体观念。瑶医认为,"体"是生命结构的实体部分,人体五脏六腑等所有生命实体统称为百体,而各生命实体之间并非互不相关,生命实体之间、实体(部分)与百体(整体)之间都是相互包含、相互联系、相互作用的,有了疾病则互相影响。盈亏失衡是瑶医学核心病机,瑶医的治疗原则可概括为风亏打盈。盈和亏是疾病的两种状态:盈则满,满则溢,溢则病;亏则虚,虚则损,损则病。证候盈亏起因于脏腑的盈虚,因此治疗时瑶医主张"盈则消之、亏则补之"。瑶族民间医师主要以盈亏平衡理论来指导自己的临床实践。瑶药有五性和八味,其中五性为寒、热、温、凉、平,八味为甘、苦、酸、咸、涩、辣、淡、锥。风和打是瑶医对两类不同功效的药物之总称。风类药有清热解毒、祛风除湿、活血散瘀、补气补血、健脾胃、益肝肾的作用;打类药具有散瘀消肿止痛作用;"风打相兼药"既具风类药的功能,又具打类药的特性。在临床用药上遵循"风亏打盈"的治疗原则,对于盈症的治疗,用打药为主;治疗亏症,则以风药为主。瑶药的命名颇具特色,瑶医将一些传统常用药物根据其形态、性味功能及临床应用特点归纳为"五虎""九牛""十八钻""七十二风"等。

十一、哈萨克医学

我国的哈萨克族主要分布在新疆北部,特定的地理气候等自然因素造就了丰富的自然资源,药用的动植物、矿物资源非常丰富,哈萨克医学常用的药物就有 500 多种。由于历史原因,从现有的资料中仅《奇帕格尔巴彦》(哈萨克医学经典著作)中所介绍的"六元理论"能够代表目前已知、最具特色的哈萨克医学理论,而散落民间口耳相传的哈萨克医学内容仍有待挖掘。哈萨克医学诊断主要包括望、嗅、听和问、触、切。哈萨克医学切脉的部位除左右手以外,还要切双侧太阳穴、颈部、左右股间处和踝部,综合进行判断分辨,并把脉象分为 30 种。药浴、蒸熏洗治疗法是千百年以来哈萨克民间非常普及和流行的治疗方法,这种治疗方法对少数民族地区常见的风湿、类风湿关节炎、高血压、心血管和部分皮肤病有显著的疗效。哈医在长期与疾病斗争的过程中,充分认识到预防疾病的重要性,提倡"未病先治,未病先防"的思想,并逐步积累了许多行之有效的防病治病措施。如:隔离传染病患者,焚烧或掩埋患者衣物、用具,并迁离传染源地,3 年内禁住;板蓝根、一枝蒿煎汁防感冒;藜芦煎汁洗衣灭虱;缝制生糜子袋放在各类瘫痪、久卧床不起的患者臀下,预防压疮等。在哈萨克医学的影响下,哈萨克民族自古以来一直保持着用侧柏、木香、麻黄熏房,清洁空气,或煎汁洒房或浴洗消毒灭菌;用野蒜捣汁饮预防各种传染病;用蒜瓣串线挂脖颈、压床头防虫防菌。

第三节 传统文化与医学

中国特殊的地理位置、农业为主的自然经济基础、血缘宗法制的社会组织关系共同构成了中国传统文化的根基,决定了中国传统文化的类型,使中国文化独具特色。中医学作为中国传统文化的组成部分,其独特的基础理论体系在 2 000 多年前已经成形,在长期的临证实践中积累了丰富的诊疗经验和独特的治疗方法。

一、《周易》对中医学的影响

《周易》是中国文化的代表,是中国文化的总源头,是中国哲学、自然科学、社会科学相结合的巨著,是中国文化的元典,对各学科都有着深刻的影响,与中医学的关系尤为密切。《周易》成书早于医学巨著《黄帝内经》,《易传》已明确提出阴阳的概念。如《易·系辞》曰:"一阴一阳之谓道。"周易的阴阳又是以"--""—",即阴爻、阳爻两个基本符号为体现的。阴阳的对立、统一、消长、转化取决于这两个基本符号的变化。明代医家张景岳曰:"阴阳虽备于《内经》,变化莫大于《周易》。"阴阳是中医学的核心理论,没有《易经》便没有中国阴阳文化,更没有中医学。"不知易便不足以言太医。"《黄帝内经》总结了战国以前的医学成就,并为战国以后的中国医学发展提供了理论指导。在整体观念、阴阳五行、脏象学说、病因病机、养生和预防医学及诊断治疗原则等各个方面,都为中医学的发展奠定了理论基础,产生了深远影响。

二、传统阴阳五行哲学思想对中医学的影响

阴阳学说认为世界是物质的,任何事物都存在着阴和阳两个方面,阴阳的对立互根、消长转化规律是推动事物发生、发展、变化的根本。中医学借以说明人体的组织结构、生理功能、病理变化,用以诊断和治疗疾病。如《素问·生气通天论》说:"阴平阳秘,精神乃治;阴阳离决,精气乃绝。"说明阴阳平衡对维持机体生命的重要性。

五行学说认为世界是由木、火、土、金、水 5 种物质构成,它们之间相互滋生、相互制约,体现了事物间的整体联系和协调关系。中医学借以说明五脏的属性及自控调节的整体观念,补充了阴阳学说在解释病理方面的不足。《素问·五运行大论》中"气有余,则制己所胜而侮所不胜。其不及,则己所不胜。侮而乘之,己所胜,轻而侮之"的论点,揭示了脏腑病变传变规律,对预测疾病、指导治疗有重要意义。

三、儒学思想对中医学的影响

《内经》很重视儒学中庸"和"的思想,强调维持正常的生命活动应"法于阴阳,和于术数",认为疾病是气血不和所致,"气相得则和,不相得则病""血气不和,百病乃变化而生",主张治疗时"疏其血气,令其调达,而致和平"。儒家的仁义道德观被许多医家所尊崇。孙思邈认为医师应"先发大慈恻隐之心""志存救济";张仲景"精究方术",则是为了"上以疗君亲之疾,下以救贫贱之厄"。中国历史上的许多名医,都具有深厚的文化素养,如陶弘景不但精于医药,还长于天文、地理、历算。苏东坡、沈括不仅是大诗人和科学家,也博知医药,他们的儒家思想自然被融入医学理论之中。

四、各宗教理论对传统医学的影响

中国文化史上所形成的本土宗教道教、从印度传入中国的佛教及具有宗教特点的儒家文化等，都在一定程度上同中国的传统医学产生了联系，因此使中国的传统医学具有宗教文化的特点。中国历史上有许多医家是当时著名的宗教学者，这使中医理论融入了不少宗教色彩。巢元方在《诸病源候论》中援引印度四大学说（"四大"是佛教名词，指地、水、火、风，世界万物和人的身体都由四大组成）来阐明病源。孙思邈在《备急千金要方》中不仅采用四大学说，还吸收了大量印度药物和医疗方法，《备急千金要方》有关于按摩及坐禅、养生法等瑜伽术的内容，《千金翼方》中认为国药、针灸、禁咒、符印和导引是医疗五法，可以说佛教中的"四大"促进了中医五行学说的发展。佛学中修身养性、无欲无求的思想是中医养生的主导思想之一。道教与中医学亦密切相关，道家主张清静无为、抱守真一，《内经》有"恬淡虚无"的养生观。《庄子》曰："天地者，万物之父母也。"《内经》有"阴阳者，天地之道也"的阴阳观。《备急千金要方》中有道家的导引吐纳法，晋代葛洪不但是名医，也是有影响的道士，他系统总结了神仙炼丹学说，成为世界上最早研制使用化学药物的人。藏医学的出现和传承与佛教密切相关；壮医药社会历史的民俗、民族文化是壮医药经验和成就保留和保存的重要形式，如三月三的五色糯米饭、歌海节、赶圩文化、赶药市习俗，又如抛绣球、点天灯、花山石刻等体育锻炼预防保健形式，这些是壮医所普及的预防医学的重要成就。

中国自秦汉以来的历史，是统一的多民族国家由发端到确立的历史。秦的统一，是中华民族初步形成统一的多民族国家的开端，实行巩固统一的政治、经济、军事、文化方面的措施，影响久远，经由汉代到明清时期的不断发展，最终确立了我国统一的多民族国家。在统一的多民族国家形成和发展的大背景下产生的中国传统文化，体现着统一性和多元性的特征。传统医学的形成与发展取决于传统文化的形成与发展，从而形成了多民族传统医学共存的局面。

（龚亚斌）

第五章 分子人类学

分子人类学是随着分子生物学技术的进步而发展起来的一门新兴学科,不同于以形态学观察为主的体质人类学。分子人类学是一门以人类的遗传物质 DNA 为研究对象,研究人类的演化历史、人类的基因与生活环境、病原体交互作用、遗传病的产生和发展的学科。近 30 年来,分子人类学的发展颠覆了很多根深蒂固的观念,向人们展现了人类发展、进化的壮丽画卷。分子人类学是一个真正跨越"从分子到社会"的学科。医学生了解分子人类学的基本知识,不仅可以对人类的演化有所认识,也可以从宏观上了解遗传病乃至复杂性状疾病的产生、基因与环境的关系。

第一节 人类进化的分子遗传学依据

一、多态性和遗传平衡

在人类的基因组中存在序列的多态性(polymorphism),即在不同个体之间存在差异,又可以以孟德尔遗传的方式传递给子代。这些多态性位点可以是重复序列(如微卫星序列),也可以是单核苷酸多态性(single nucleotide polymorphisms,SNPs)。由于这些多态性位点在基因组中分布于不同位置并具有可遗传性,可以作为遗传学标记。多态性位点作为遗传学标志,在连锁分析、连锁不平衡分析等基因定位手段、个体和亲子鉴定等方面有着广泛的应用。而多态性位点在分子人类学上的应用,除了作为个体的标志之外,主要是作为"分子时钟",成为丈量人类进化的一把尺子。

人类作为一个群体,在一定条件下,各代之间保持了性状的稳定性。医学遗传学中哈迪-温伯格(Hardy-Weinberg)平衡定律的概念,简而言之,即是在群体无限大、随机交配、没有突变、选择和迁移等情况下,群体的等位基因频率和基因型频率不随世代改变,而是保持恒定(即基因型频率为等位基因频率的二项式展开),称之为哈迪-温伯格平衡定律。如果群体中一对等位基因的频率分别为 p 和 q,$(p+q)^2 = p^2 + 2pq + q^2 = 1$,其

中 p^2、q^2 和 $2pq$ 分别对应两个纯合基因型和杂合基因型的频率。等位基因频率和基因型频率在世代之间保持不变，对维持人类性状的稳定性具有重要意义。

人类在不断进化之中，新的突变带来新的表型。同时，由于选择性婚配、自然选择、移居和隔离群的存在等原因，无论是整个人类，还是某个地方的人群，等位基因频率和基因型频率都有不完全符合遗传平衡的现象。人类的进化，就是在保证基本性状不变的同时又有新的突变和性状产生，基因不断与环境交互作用，在自然选择下进化。

二、"分子时钟"：Y 染色体和线粒体 DNA

线粒体 DNA 存在于线粒体内，总长度 16 568 个核苷酸，不参加细胞核 DNA 的重组。由于 DNA 修复机制不同，线粒体 DNA 发生突变后的纠错能力较低，出现突变的可能性是细胞核 DNA 的 100 倍左右。在线粒体 DNA 中产生的这些突变可以以母系遗传的方式传递给子代，即从母亲传递给子女。这样，线粒体 DNA 的多态性位点即可作为母系遗传的分子标志。另外，线粒体 DNA 比基因组 DNA 更稳定，便于在古老样品中进行检测。

Y 染色体有 6 000 万个碱基，但只有 21 个活跃的基因，其中，性别决定区 SRY 区域决定了男性性别。与常染色体不同，Y 染色体不参与基因重组。由于 Y 染色体只能由父亲传递给儿子，Y 染色体上几乎所有的多态性位点都来源于父亲（除新发突变以外）。虽然每一代 Y 染色体的突变率仅为线粒体 DNA 的 1‰左右，但 Y 染色体的碱基数是线粒体 DNA 的 3 600 倍以上，有足够的多态性位点作为遗传学标志。由于 Y 染色体只能从父亲传递给儿子，Y 染色体上的多态性位点就可以作为父系遗传的分子标志。

这样，我们可以通过线粒体 DNA 和 Y 染色体来追溯母源或父源的祖先来源。每个人的 DNA 有一半来自父亲、一半来自母亲，同理各有 1/4 来自祖父、祖母、外祖父和外祖母。但 Y 染色体只来源于父亲、线粒体 DNA 只来源于母亲。外祖父虽然贡献了 1/4 的常染色体基因，但 Y 染色体只能是来源于父亲、祖父、曾祖父……而线粒体 DNA 只能来源于母亲、外祖母……所以，Y 染色体和线粒体 DNA 的单倍型反映了某个个体父源和母源祖先的信息。假设不存在有共同血缘关系的祖先，某一个体上溯 20 代，就有上百万的男女祖先，每一位祖先都对该个体的常染色体 DNA 有贡献，但 Y 染色体和线粒体 DNA 只能来自同一男性或女性祖先。这样，Y 染色体和线粒体 DNA 的单倍型就可以作为分子人类学的标志，用来研究人类的种族和迁移历史。

还以上面的假设为例，某一个体上溯 30 代，就有超过 10 亿的祖先，这显然是与实际情况不符的，因为人类直到 1 800 年左右总人口才达到 10 亿。这说明人类存在大量的共同祖先。一些新出现的多态性位点（由突变产生）在人群中的频率要低于更早出现的多态性位点，就如同一棵开枝散叶的大树一样，可以根据多态性位点的基因频率构建进化树。从理论上说，可以由 Y 染色体和线粒体 DNA 找到人类共同的男性和女性祖先。根据计算,人类的共同男性祖先出现的时间距今约 6 万年,而共同的女性祖先出现于距今约 14 万年前。当然,并不是说在那之前人类不存在,也不是说当时只有 1 位男性或女性先祖,但只有 6 万年前的共同男性先祖的 Y 染色体传下来了,同理 14 万年前的女性先祖的线粒体 DNA 传了下来。其他先祖对我们的基因组均有贡献,但不体现在 Y 染色体或线粒体 DNA 上。由于常染色体基因经常发生重组,虽然说先祖的基因对某个个体有贡献,但与 Y 染色体和线粒体 DNA 不同,很难区分其祖先来源。

三、突变的产生与基因频率的变化

虽然人类有较完备的 DNA 修复系统,但每人每代仍然可以产生 100～200 个新的可遗传的基因变异。这些基因变异多数不在基因的编码区,更很少影响基因的功能,但有的突变会影响基因的功能,甚至导致疾病的发生。多数有害的显性突变由于不能产生后代,被自然消除了,而隐性的有害突变和能够产生后代的显性突变被传递到子代。相对于显性突变,隐性突变的消失要经历一个相当漫长的过程。突变本身只是提供进化的材料,这些突变或被自然选择消除、或传递到子代,自然选择使这些突变在人群中的频率发生改变。另外,所谓"有利"或"有害"突变有时也是相对的。如对能量储存有利的突变也可能增加肥胖的风险。多数由于突变产生的多态性位点并不影响基因的功能,却可以作为遗传标志。

四、单倍型和单倍群

常染色体基因的每一位点有来源于父母的一对等位基因。由于发生重组,同一条染色体上的位点有的来源于父亲,有的来源于母亲。从理论上说,遗传学距离越近的位点,被一起传递到子代的可能性越大,而距离越远,发生重组的可能性越大。这些位点好比串在一起的一串珠子,珠子之间有可能被重组打断,但距离较近的珠子不被打断的可能性更大。随着一代的传递,重组越来越多,一开始被串在一起的珠子被打乱的可能性越来越大,经历的代数越多,相邻的珠子还被排列在一起的可能性越小。一条染色体上全部基因位点的组合成为单倍型(haplotype)。比如一个人的体细胞有两条 7 号染色体,其中一条上基因位点的组合方式就是 7 号染色体的单倍型。当然,该个体还有另一个 7 号染色体的单倍型,来自另一条 7 号染色体。我们可以把常染色体的单倍型想象成两挂珠子,每一挂都是一个单倍型。实际上,单倍型的构建并不是那么容易,如果以 DNA 测序的方法测得某个位点的基因型是"A/G",那么判断 A 和 G 分别属于哪个基因型就比较困难,就如同把两挂不同的珠子拆散,要去判断每个珠子属于原来的哪一挂。在连锁相或父母基因型未知的条件下,单倍型的构建要依赖于相邻位点的信息,具体方法在此不赘述。

值得强调的是,线粒体 DNA 和 Y 染色体 DNA 不发生重组,也不存在判断父母来源的问题,其单倍型可以直接测得。一组相似的单倍型可以作为一个单倍群(haplotype group),每个单倍群都有一个共同的祖先多态性位点。可以把这个祖先多态性位点想象成一个树权的分岔点,从这个分岔点开始的枝权都属于同一单倍群。例如,Y 染色体单倍群 O3 的祖先多态性位点是 M122,而 O 单倍群的祖先多态性位点是 M175,起源于 3.5 万年前。

第二节 种族和人类迁徙

一、人类的多起源学说被否定

"北京猿人""蓝田猿人""元谋猿人""爪哇人""海德堡人""尼安德特人"……都曾经被认为是现代人类的祖先,这些直立人的化石,跨度在 4 万～200 万年前。而现代人(智人)是否为这些直立人的后裔,分子人类学给出的答案是否定的。现代人类 15 万～20 万年前起源于非洲。根据线粒体 DNA 和 Y 染色体 DNA 的证据,人类在约 6 万年前走出非洲,现代人与各地的其他直立人无关。

最早的证据来自卡恩(R. L. Cann),斯通金(M. Stoneking)和威尔逊(A. C. Wilson)1987 年关于线粒体 DNA 和人类进化的文章:通过分析 147 份来自 5 个不同地理群体人类线粒体 DNA 标本,发现所有这些线粒体 DNA 的变异都可以溯源到一位约 20 万年前生活在非洲的女性。这 147 人的线粒体 DNA 按照遗传学距离的远近分为 10 个单倍群,而这些单倍群都有共同的祖先线粒体 DNA 变异。

后来 Y 染色体 DNA 的证据也同样支持人类的非洲起源,以及人类在 6 万年前走出非洲的结论。尼安德特人生活于 3 万～12 万年前,是唯一与智人同时期生存过的直立人,但尼安德特人在 3 万年前灭绝,对现代人的基因没有贡献。

二、线粒体 DNA 单倍群、Y 染色体单倍群和人类迁移:"走出非洲"的路线图

线粒体 DNA 单倍群用字母 A,B,C,CZ,D,E,F,G,H,pre‑HV,HV,I,J,pre‑JT,JT,K,L0,L1,L2,L3,L4,L5,L6,L7,M,N,O,P,Q,R,S,T,U,UK,V,W,X,Y 和 Z 来标记。其中最为古老的单倍群是 L1/L0,起源于约 20 万年前;L0～L7 单倍群分布于非洲;A～G 和 Y 单倍群分布于欧亚大陆东部;欧亚大陆西部的单倍群主要是 H,T,U,V,X,K,I,J 和 W;而美洲土著(印第安人)有 5 个单倍群 A,B,C,D 和 X,与欧亚大陆东部的人群重合。根据线粒体 DNA 变异的频率分布,可以得

到每个单倍群产生的频率。

Y染色体单倍群按照ISOGG2018的命名法分成A~T 20个单倍群,每个单倍群下又分若干亚群。单倍群A是最古老的单倍群,现在埃塞俄比亚的布希族(桑人,San)属于单倍群A;最早走出非洲的祖先Y染色体DNA变异是M168,产生于约5万年前,只有两个最古老的单倍群A和B不存在M168;现今非洲人和非洲裔美洲人主要是单倍群E3a的班图人,E3a单倍群产生于2万~3万年前,有M168;单倍群D的标志是M174,产生于约5万年前,从东南亚向北迁徙至日本,其中到达日本的是单倍群D2,产生于约3万年前;单倍群O是东亚主要的单倍群,标志为M175,产生于约3.5万年前;单倍群O2(2015年以前称为O3)的标志为M122,中国人群50%以上有这个标志。M122还是东亚稻作民族的标志;北美土著人群有两种单倍群C3和Q3,分别来自南亚和西伯利亚,这与线粒体DNA单倍型的情况类似。

"自古以来,我们的祖先就生活在这片土地上"。这个"自古以来"的时间是多久?从Y染色体单倍群的标志推算,加上一个"3.5万年"的定语是比较合适的。

第三节 人类基因和自然选择

一、人类基因与病原体

人类的历史包含着和病原体斗争的历史,从中世纪的黑死病、几乎灭绝了美洲印第安人的天花,到1918年的流感,20世纪80年代开始肆虐的AIDS,直到2003年的SARS,这样的斗争从来就没有停止过。随着人类基因、生活环境的改变和医疗的进展,人类的疾病谱有了很大改变,传染性疾病的发病率有了显著降低,但种类有所改变,新的烈性传染病仍不时出现。

自从近1万年前农业开始出现之后,人类获得了比以往更多的食物,进入农业社会的人类不用像以前以采集和狩猎为生,由于要耕种土地,人类逐渐要定居下来,这造成了居住地的相对集中和人口密度的增大。同时,由于驯化动物的出现,群居的人类也要和家畜家禽一起生活。牛是在近1万年前被人类驯化的,羊是在9 000年前被人类驯化的,而鸡和马分别是在8 000年前和5 600年前被人类驯化的。生活方式的改变、人口密度的提高、人畜共处的生活方式也为病原体的传播创造了条件,一些在牲畜身上的病原体也传播给了人类。

人类进入农业社会以来的历史,也是感染性疾病肆虐的历史,在人类的基因组中还可以看到这段历史的蛛丝马迹。

自从人类6万年前走出非洲以来,疟疾就一直是人类的灾难。疟原虫可以在人的红细胞内生存和繁殖,并通过蚊子(按蚊)传播。在人类历史上疟疾是主要的传染病致死原因,直到 2016 年,全球疟疾的年发病人数还有 2.16 亿,其中有 44.5 万人死于疟疾。小小的疟原虫在某种程度上重塑了人类历史,疟疾在造成了大量死亡的同时,也使得某些地区免受外来征服者的侵占。疟原虫通过不断改变自身的基因获得了更高的感染力和生存能力,而人类的基因也在改变之中增强了对疟原虫的抵抗力。

镰刀状红细胞贫血症是一种常染色体隐性遗传病,由血红蛋白 β 亚基第 6 密码子由谷氨酸突变成为缬氨酸(CTT→CAT)引起,患者的红细胞呈镰刀状,携氧能力降低。该疾病的杂合子(突变携带者)并不发生严重的贫血症状。镰刀状红细胞贫血症的杂合子频率在撒哈拉以南的非洲和其他疟疾流行地区较高,这种杂合的突变可以使红细胞的携氧量降低到不适合疟原虫繁殖的程度,但不至于对人类造成显著的贫血。由于杂合子对疟原虫的抵抗增强,通过自然选择之后杂合子的频率在疟疾高发地区显著增高。人类的葡萄糖-6-磷酸脱氢酶(glucose-6-phosphatedehydrogenase,G6PD)的遗传变异显著多于一些高等非人灵长类动物(如黑猩猩),提示该基因受到了强大的选择压力,而这种选择压力与寄生在红细胞内、依靠 G6PD 获取能量的疟原虫有关。

CCR5 是白细胞表面的一种趋化因子受体,*CCR5* 的一种缺失突变 *CCR5 Δ32* 对 HIV 的入侵具有抵抗作用。这种基因突变在高加索人(Caucasian,即欧洲白人)中的频率高达 10%。在没有选择压力的情况下,一个新发突变在这样的群体里达到 10% 的频率需要将近 13 万年,而 AIDS 的出现只是近 40 年的事,很难理解在这么短的时间内会因为自然选择达到这样高的频率。14 世纪中叶开始在欧洲肆虐的黑死病导致近一半的欧洲人口死亡,直到 300 年之后才基本销声匿迹。有学者推测 *CCR5 Δ32* 突变可能与黑死病和天花对欧洲人口的自然选择有关。*CCR5 Δ32* 突变很可能是单一起源的,中国在公元 5 世纪之前就有对天花的明确记载,但 *CCR5 Δ32* 突变在东亚人群中罕见。虽然 *CCR5 Δ32* 突变对 HIV 等有抵抗作用,但会加重西尼罗病毒感染的症状。由于 *CCR5* 基因在炎症反应中起重要作用,*CCR5* 基因的变异也与癌症、动脉粥样硬化等多种病理过程有关。

人类历史上传染性疾病的传播是病原体和人类的基因组不断变化的结果,新的病原体突变有时使人类的免疫系统防不胜防,有时却又由于病原体的突变使感染力降低。药物的使用在降低病原体感染的同时,作为选择压力也使病原体的耐药突变被筛选出来。可以预见,人类基因组与病原体的这种"基因交互作用"还将长期存在。

二、血型的故事

自从兰德斯坦纳(K. Landsteiner)在 1900 年发现 ABO 血型以来,科学家花了整整 90 年的时间才建立起 ABO 血型基因型和表型的联系。ABO 血型不是基因型,而是血清型,并且其分型的依据不在于蛋白结构或氨基酸序列的不同,确切地说,是根据对 H

抗原糖基化修饰的不同来区分。H抗原是存在于红细胞膜(和其他一些细胞)表面的一段寡糖修饰链,与细胞膜上的脂质相连(形成糖脂),H抗原的形成需要盐藻糖基转移酶1(由 FUT1 基因编码)。对H抗原的进一步糖基化修饰,形成了不同的ABO血型:如果在H抗原上加上一个N-乙酰半乳糖胺(N-acetylgalactosamine),则为A血型;如果加上一个D-半乳糖,则是B血型;如果H抗原未被糖基化修饰,则为O血型;如果同时存在N-乙酰半乳糖胺和D-半乳糖的修饰,则为AB血型。简而言之,ABO血型分型的依据是对红细胞表面糖基化修饰的糖基化(再)修饰的不同。机体对自身拥有的糖基化修饰不产生抗体,如A型血的个体不产生针对N-乙酰半乳糖胺修饰的H抗原的抗体,只产生针对D-半乳糖修饰的H抗原的抗体(即所谓抗B凝集素),B型血的个体产生针对N-乙酰半乳糖胺修饰的H抗原的抗体(抗A凝集素),而O型血个体不产生以上任何一种抗体。

ABO 基因(不是 ABO 血型)位于 9q34.2,编码 ABO 糖基转移酶。由于 DNA 序列的微小差异,该基因编码不同的糖基转移酶,分别转移 N-乙酰半乳糖胺(A)、D-半乳糖(B)和不做糖基化修饰到 H 抗原上,形成 A、B、O 血型。目前已发现至少 80 多种 *ABO* 基因的突变与 A、B、O 表型相关,其中 40 多种产生 O 表型(不对 H 抗原做糖基化修饰),20 多种产生 A 表型(N-乙酰半乳糖胺修饰),十几种产生 B 表型(D-半乳糖修饰)。如 *ABO* 基因的 258G 单核苷酸缺失造成 ABO 糖基转移酶基因的移框突变,不能对 H 抗原做糖基化修饰,对应 O 血型。从基因型上说,*ABO* 基因是一个具有 80 多个等位基因的复等位基因位点,基因型远多于表型的种类。

从全人类这个大群体来看,ABO血型的频率分布恰恰是不符合哈迪-温伯格平衡的,这提示存在强烈的自然选择和隔离现象(全人类范围内的随机婚配还无法实现)。欧洲人群A血型的频率高于其他人群,而亚洲人群B血型频率较其他人群高。中国人群O型的频率在35%左右,A型和B型的频率相当,为27%~29%,AB型占8%。ABO血型的频率在中国存在明显的民族和地区差异。而欧美白种人(高加索人)O型和A型的频率相当(某些地区A型更多),B型在10%以下,AB型不足3%。

人类的血型或许不只是红细胞表面的抗原那么简单。某些病原体可以通过改变其表面抗原的糖基化修饰方式,模拟H抗原的结构,"欺骗"人体的免疫系统,而人体面临病原体这一选择压力,某些更适于生存的 *ABO* 基因突变的频率得到提高。根据基因型频率进行的分子进化研究表明,O血型(H抗原骨架)是人类ABO血型中最早的,也就是说在其他血型产生之前,只有O血型这唯一的表型;A血型产生于1.5万~2.5万年以前的新石器时代,也就是农耕文明开始的时期;B血型产生于1万~1.5万年前,与游牧民族产生的时间和地点契合;而AB血型的产生有赖于A、B血型人群的相遇和婚配,只有1 000年左右的历史。但值得注意的是,O血型对应的多是 *ABO* 基因失活(移框或终止突变)的基因型,且在高级灵长类动物中也发现了ABO血型系统,这又提示A或B对应的基因型可能早于O血型对应的基因型。

近年来，研究人员针对 ABO 血型和病原体感染的关系进行了大样本的关联分析，发现 O 型血与恶性疟原虫的抵抗相关，B 型血则与对霍乱弧菌的抵抗有关。另外，不同血型对幽门螺杆菌、致病性大肠埃希菌 O157 的易感性不同。还有研究发现，不同血型对某些类型的癌症（如胰腺癌、胃癌）和深静脉血栓的易感性不同。当然，其中有的研究需要进一步证实，或需要进行机制研究。

ABO 血型和 *ABO* 基因型的改变，体现了环境-基因交互作用和自然选择的历史。人群中 ABO 血型及其对应基因型的分布、ABO 血型与感染性或非感染性疾病的关系，都有待进一步研究。

第四节　人类基因与生活环境

当今主要的粮食作物，如小麦、玉米和水稻都是在 9 000～9 500 年前被人类栽培成为农作物的，这些农作物的基因已经与其野生型的植株有很大不同。在 1 万年前的农业革命之前，人类的食谱从未有过这样大比例和充足的碳水化合物。虽然农业革命使人类的食谱发生了较大变化，但人口的显著增加是在工业革命之后。直到近几十年来，刚摆脱饥饿不久的人类却又面临了"营养过剩"，加之体力劳动的减少，肥胖以前所未有的速度成了严重的健康问题。2016 年，美国成年人有将近 40% 达到肥胖标准[体质指数（body mass index，BMI）$\geqslant 30$ kg/m^2]，中国同期的肥胖患病率也达到 13%。

热量摄入大幅度增加和生活方式的改变，使人类更容易变得肥胖。在长期面临饥馑的条件下，人类进化出了能高效地从食物中摄取能量的基因型，即所谓"节俭基因"。这样经过自然选择的节俭基因遇到过剩的食物和热量，就很容易造成脂肪的累积，进而产生肥胖。

皮马（Pima）印第安人在美国亚利桑那州和墨西哥均有分布，这两支皮马印第安人是在 700～1 000 年前分开的。亚利桑那州的皮马印第安人有着全美最高的肥胖和 2 型糖尿病患病率，但在墨西哥的皮马印第安人的 BMI 和 2 型糖尿病患病率显著低于在美国的同族。虽然这两支皮马印第安人的遗传背景相似，但生活方式和饮食结构的差异却很明显。这是一个明显的环境因素影响的例子。

1990 年，布沙尔（C. Bouchard）对 12 对同卵孪生兄弟进行了研究，每天给这些孪生兄弟多摄入 4.18 MT（1 000 kcal）热量 100 天之后，这些同卵双生子体重平均增加 8.1 kg，但个体差异较大（4.3～13.3 kg）。有意思的是，孪生兄弟之间增重的趋势明显一致，而无血缘关系个体之间的增重差别是孪生兄弟间的 3 倍以上。这就说明虽然体重和环境因素关系密切，但能否增重主要是由基因决定的。

近年来，已有一些诸如瘦素（leptin）、瘦素受体等的肥胖相关基因被发现，但单基因突变所导致的肥胖仅占肥胖人群的极小部分，而影响人群肥胖的遗传因素又非常多。

2015年，一项35万病例的关联研究发现，有95个基因的多态性位点与肥胖显著关联，但这些位点只能解释2.7%的肥胖变异。据估计，人类基因组中有高达5%的基因与能量代谢和体脂有关。肥胖、2型糖尿病、心血管疾病的患病率在世界范围的攀升，很大程度上是由于能量摄入的增加和生活方式的改变造成的，而人类的基因尚来不及对这样的改变做出反应。

大多数人的复杂性状与肥胖一样，受多个基因控制，且与环境因素存在着交互作用。目前，慢性非传染性疾病，如糖尿病、高血压、心脏病等的患病率上升，一方面与环境因素的改变有关，另一方面，由于医疗技术的进步，使一些原来致命的基因突变携带者得以存活并产生后代，降低了自然选择的影响。有些单基因突变的位点遗传相对风险度（genetic relative risk，GRR）很高，如胰岛素基因突变导致1型糖尿病，但由于这种突变罕见，又面临强大的自然选择，对群体的贡献不大。而另外一些基因变异虽然遗传相对风险度不高，只增加百分之几十的发病风险，但由于其在人群中频率较高，对群体的发病风险亦贡献较大。

第五节 遗传病与隔离群

人类的单基因遗传病是由突变（包括插入、缺失和重复序列的"动态突变"）引起的，根据基因频率和人群分布特点可以推算出该遗传病发生的历史。而有些遗传病更集中于某些地区或人群。根据哈迪-温伯格定律，在随机婚配的大群体中，基因频率是基本不变的。但在某些情况下，由于地理的隔离和非随机的婚配，形成某些遗传学上的"隔离群"，在这些隔离群中，某些突变的频率可能非常高，甚至由于遗传漂变（genetic drift），某些等位基因消失或被固定下来。

阿什肯纳兹（Ashkenazi）犹太人是中世纪时起源于现在的德国，后来又迁移到东欧的犹太人后裔，在1 000年前只占犹太民族总人口的3%，而现在已经占80%以上。某些常染色体隐性遗传病在阿什肯纳兹犹太人中有非常高的频率，如戈雪病（Gaucher disease）致病基因的携带率为1/15，Tay-Sachs病和囊性纤维化致病基因的携带率也在1/30左右，其中70%以上的囊性纤维化患者都有del F508的缺失突变。

在美国切萨皮克海湾的丹吉尔岛上只有700多个居民，这些居民较少与外界通婚，只有5种姓氏，多为18世纪后叶移居于此的早期移民的后裔，仍然保留了200多年前的英国口音。岛上有30多位居民患有丹吉尔病（Tangier disease），这是一种罕见的常染色体隐性遗传病（全世界仅有50余例），患者高密度脂蛋白（high density lipoprotein，HDL）显著降低，出现黄色扁桃体（胆固醇酯沉积）。地理的隔绝使丹吉尔病致病基因 *ABC1* 的突变频率在该岛显著升高。人类由于地理、宗教和生活习惯的原因，使某些人群不能达到哈迪-温伯格平衡假设的"随机婚配"，致使某些基因变异的频率在该人群中显著增高或降低。

在隔离群中,遗传病致病基因的频率相对较高,与致病突变存在连锁不平衡的区域也较大,便于对致病基因进行定位。

第六节 遗传学与人类的未来

一、基因时代的日常生活

虽然遗传学只有100多年的历史,但遗传的历史却几乎和生命现象本身一样长。在人们了解遗传规律之前,这些规律就一直在人类的繁衍进化中发挥作用。近年来,遗传学以前所未有的发展速度和方式影响着人类的生活。突出地表现在人类已经不是被动地面对自然选择,已经开始以科学的方式检测、改造动植物乃至自己的基因。基因重组、试管婴儿、克隆动物、基因编辑、个体化测序和基因检测、转基因食品……不管人们有没有遗传学知识,无论人们对这些进展感到振奋还是忧心忡忡,遗传学已经切实进入了人们的日常生活。

人们在作物和家畜育种的过程中,通过人工选择的方式大大改变了动植物的基因;通过培养纯种狗,使致病基因在"人类最好的朋友"中固定下来。人类在不自觉中已经对"转基因"司空见惯了,但对待转基因的食品,应持谨慎乐观还是完全排斥的态度。同其他药物或食品一样,转基因食品在上市之前要经过谨慎严格的测试,全面评估其所产生的影响。另外,也要看转的是什么基因、如何转的,不能一概视为洪水猛兽。

对于遗传检测,既要充分提供相关的信息,又要合理解释,不能将其夸大为一种算命手段,同时,要严格保护被检测者的隐私,未经允许不能把遗传信息用作其他目的。

克隆动物和涉及人类的基因编辑,除了安全性,还涉及重要的伦理问题。要充分考虑到脱靶、致癌等的可能性。

二、基因诊断、遗传病防治与优生

我国是人口大国,出生缺陷和遗传病较为常见,其中先天性心脏病、神经管缺陷、智力低下、先天性耳聋、地中海贫血、肝豆状变性等出生缺陷和遗传病的患病率在国际上处于较高水平,进行有效的遗传病和出生缺陷的防治和筛查意义重大。

优生的目的是提高出生人口素质,减少出生缺陷,如非介入性的产前诊断、B超等,可以大大提高21-三体和出生缺陷的检出率。对遗传病患者和携带者开展针对性的遗传咨询和防治是非常有必要的。优生基本上包括了遗传病的检测、防治、遗传咨询和科普宣传等内容,是利国利民的好事,也是与国际主流的遗传病防治策略相呼应的。我国的优生不同于优生学(eugenics),不存在强制性措施和违背伦理道德的行为。遗传病患者及家属承受着肉体和精神的双重痛苦,作为医务工作者和医学遗传学相关的研究人员,有责任去帮助他们,为他们解除痛苦。

(李卫东)

第六章 营养与疾病的人类学原理

饮食人类学（food anthropology）是人类学的一个分支，通过分析某一特定人群获取、生产、制作和消耗食物的方式，从而获知不同人群的饮食习惯及蕴含的社会文化内涵。饮食是一种文化概念，但食物中的营养被人体利用则是一种生物学概念，因此营养人类学（nutritional anthropology）属于医学人类学的范畴，其中包括了营养与健康及营养与疾病间的关系。营养与健康或疾病间的关系不仅仅是生物医学问题，也包含了饮食文化等对人类健康的间接影响。探讨营养、饮食文化与疾病的相关性，通过合理的饮食调整预防疾病、提高健康水平也是医学人类学的任务之一。

第一节 食物与营养

食物是人类生存所必需的，也是社会发展的基石。营养（nutrition）是指机体从外界摄取食物，经过机体消化、吸收、代谢后维持身体健康的生物学过程。为了维持机体各组织器官的生理活动，人类需要从外界摄取食物，经消化吸收后获得机体所需的营养成分。不同食物所含的营养成分比例不同，因此均衡的饮食是全面合理营养的基础。

一、食物营养的生物学基础

既然均衡的食物、合理的营养是人类健康的基础，那么人类本身需要哪些营养素，又能从哪些食物中摄取？人体所需的营养素及其结构、理化性质和代谢途径等已经比较清楚，随着科技的不断发展，特别是分子和细胞生物学技术的不断涌现，对于营养素在分子水平上的作用也有了深入的研究，如营养分子参与的基因表达、信号转导等，都将为营养与健康间的关系提供研究基础，并为通过饮食的调整防治疾病提供了科学依据。

人体所需的营养素主要有五大类：碳水化合物、脂肪、蛋白质、维生素、矿物质。其中碳水化合物、脂肪和蛋白质属于产能营养素，为机体提供能量，以维持人体的基础代谢和各种生命活动。除了营养素，食物还提供机体水和其他生物活性物质等。

(一) 人体所需的营养成分

1. 碳水化合物 碳水化合物(carbohydrates)又称为糖类,是一大类具有 C、H、O 元素的化合物。由于早期发现的糖类中 H 和 O 元素的比例为 2∶1,故得名碳水化合物。后来发现鼠李糖、脱氧核糖中的 H、O 比例与此不同,因此生物化学中常用糖类代替碳水化合物,但是营养学仍沿用碳水化合物这一名称。碳水化合物包括糖、寡糖和多糖,其中糖又包括单糖、双糖和糖醇。单糖是最简单的糖,是各种寡糖和多糖的基本组成单位,能溶于水,包括葡萄糖和果糖等。葡萄糖是机体使用能量的最基本形式,直接在消化道中被吸收,进入新陈代谢,提供能量。寡糖和多糖不能直接被机体利用,需要分解为葡萄糖被吸收利用。蔗糖、麦芽糖和乳糖等属于寡聚糖中的双糖。淀粉和非淀粉多糖属于多糖,淀粉是植物储存性碳水化合物,多储存在植物种子和根茎中,是人体内糖分的主要来源。非淀粉多糖是指来自植物细胞壁的复合碳水化合物,包括纤维素、半纤维素、果胶和亲水胶体物质(海藻多糖等),是膳食纤维的主要组成部分。膳食纤维不能被胃肠道消化酶消化,也不被人体吸收利用,却具有改善肠道功能、抑制血糖快速上升、增加饱腹感、降低胆固醇和血脂等重要作用。

2. 脂肪 脂肪(fat)是由一分子甘油和 1~3 分子脂肪酸所形成的酯,难溶于水,易溶于有机溶剂,可溶解其他脂溶性物质。脂肪根据脂肪酸碳链长短分为长链脂肪酸、中链脂肪酸和短链脂肪酸,一般食物所含脂肪酸大部分为长链脂肪酸;根据脂肪酸碳链上是否存在双键分为饱和脂肪酸(不含双键)和不饱和脂肪酸(单不饱和脂肪酸、多不饱和脂肪酸);根据羧酸的空间结构可分为顺式和反式脂肪酸。饱和脂肪酸过量摄入会升高血脂,促进动脉粥样硬化,而不饱和脂肪酸有降低血脂的功能,却易产生自由基和活性氧等物质,进而损伤细胞。反式脂肪酸过量摄入增加血中胆固醇含量和心血管疾病的发生风险。有一类脂肪酸是人体必需的,自身却不能合成,需要从食物中获得,称为必需脂肪酸,包括亚油酸和 α-亚麻酸。脂肪具有供给能量的功能,每天能量的 20%~30% 由脂肪供给比较合适。其次,脂肪中的磷脂和胆固醇是组成人体组织细胞所必需的;脂肪还能供给人体必需脂肪酸;促进脂溶性维生素的吸收。脂肪本身能够改善食物的口味,但是过量摄入将导致肥胖。一般人体脂肪占体重的 10%~20%,肥胖者可占体重的 30%。

3. 蛋白质 蛋白质(protein)是以氨基酸为基本单位,通过肽键连接起来的一类含氮大分子有机化合物,是生命的物质基础。氨基酸上有氨基和羧基 2 个基团,不同的氨基酸通过氨基和羧基连接形成肽链。1 条或多条肽链以特定的方式组合,经过一定修饰后,形成有活性的蛋白质。组成蛋白质的氨基酸有 20 多种,其中在成人中有 8 种氨基酸(赖氨酸、色氨酸、苯丙氨酸、甲硫氨酸、苏氨酸、异亮氨酸、亮氨酸、缬氨酸)称为必需氨基酸,它们在体内不能合成或合成速度不能满足需要,必须通过食物获取。其他氨基酸为非必需氨基酸,机体可以通过前体物质进行合成。人体所有的活动都需要通过蛋白质来执行,这是蛋白质最基本的功能。此外,蛋白质通过代谢也可以产生能量,人体消耗的约 14% 的能量来自蛋白质。蛋白质还是其他含氮物质的原料,如嘌呤、嘧啶、肌酸、胆碱等,这些含氮物质参与了机体重要的生理活动。

4. 维生素 维生素(vitamin)是维持人体生命活动所必需的一类微量低分子化合物，人体不能合成或合成很少，需要通过食物提供，包括水溶性维生素和脂溶性维生素。水溶性维生素(water-soluble vitamin)是能在水中溶解的一类维生素，包括B族维生素（维生素 B_1、维生素 B_2、维生素 B_6、维生素 B_{12}、泛酸、叶酸、烟酸、胆碱、生物素）和维生素C。脂溶性维生素(lipid-soluble vitamin)是溶于有机溶剂而不溶于水的一类维生素，包括维生素 A、维生素 D、维生素 E 及维生素 K。脂溶性维生素吸收后与脂蛋白或某些特殊蛋白质结合而运输，可在体内储存，排泄缓慢，如果摄入过多，可引起蓄积性中毒。维生素虽然不参与细胞的组成，不提供能量，却对机体的新陈代谢有着重要的调节作用。不同种类的维生素在体内发挥各自的生理功能，缺乏时会导致不同的营养缺乏性疾病。

5. 矿物质 人体中除C、H、O、N以有机化合物的形式存在外，其余各种元素统称为矿物质，不能在体内合成，也不能经过代谢而消失。根据矿物质占人体总重量的百分比，分为常量元素和微量元素。常量元素(macroelement)又称宏量元素，是人体内含量大于0.01%体重的矿物质，包括钾、钠、钙、镁、硫、磷、氯等，是人体必需的矿物质。微量元素(trace element)又称痕量元素，是人体内含量小于0.01%体重的矿物质。微量元素分为3类：第1类为人体必需的微量元素，有铁、碘、锌、硒、铜、钼、铬、钴8种；第2类为人体可能必需的微量元素，有锰、硅、镍、硼、钒5种；第3类为具有潜在毒性，但在低剂量时对人体可能有益的微量元素，包括氟、铅、镉、汞、砷、铝、锂、锡8种。不同的矿物质在人体中发挥各自的功能，总体上讲，矿物质是机体的重要成分，能够维持细胞的渗透压和机体的酸碱平衡，保持神经肌肉的兴奋性（如钾、钠提高兴奋性，钙、镁抑制兴奋性），某些矿物质具有特殊的生理功能（如铁参与血红蛋白携氧）。

（二）食物分类与营养价值

从生物学角度而言，食物是人类为了维持正常生理功能而食用的含有各种营养成分的物质，如果蔬、肉类、蛋类、谷豆等。每种食物所含营养成分的质与量并不相同，了解不同食物包含的营养成分，有助于均衡的营养摄入。在大的种类上，食物主要分为植物性食物和动物性食物，每一大类又包括若干小类。

1. 植物性食物的营养价值 植物性食物主要包括谷类、豆类、蔬菜、水果和菌藻类等。大米、小麦、玉米、小米、高粱、莜麦、荞麦等都属于谷类。谷类中蛋白质含量平均为7%～12%，赖氨酸含量相对较低，因此其蛋白质的生物学价值不如动物性蛋白；脂肪含量一般为0.4%～7.2%，主要为不饱和脂肪酸，质量较好；碳水化合物含量在70%以上，主要以淀粉（直链淀粉）形式存在；含有的维生素以B族为主，如维生素 B_1、维生素 B_2、烟酸、泛酸、吡哆醇等，以维生素 B_1 和烟酸含量较多；含矿物质1.5%～3%，包括钙、磷、钾、钠、镁及一些微量元素。谷类蛋白质、脂肪、维生素和矿物质主要分布在谷粒表层和谷胚中，谷类加工越细，营养成分损失越多，特别是维生素和矿物质。通过调整谷类的加工精度，保留较多维生素和矿物质对于预防营养缺乏有一定的益处。烹饪过程也可以导致谷类营养成分损失,如淘洗粳米,加碱蒸煮和炸烤等,减少大米的搓洗次数,少炸烤等将有利于谷类营养成分的保留。谷类蛋白质可以与赖氨酸多的豆类和动物性食物混合使用,进而提高谷类蛋白质的营养价值。

豆类包括大豆、蚕豆、豌豆、绿豆等。豆类蛋白质含量为20%～36%;脂肪含量除大豆15%以上外,其他豆类都在1%左右或更低,以不饱和脂肪酸居多;豆类的碳水化合物含量在55%以上,其中大豆多为纤维素和可溶性糖,较难消化,其他豆类以淀粉形式存在;含有维生素包括胡萝卜素、维生素B_1、维生素B_2、盐酸和维生素E等;矿物质含量在2%～4%,包括钾、钠、钙、镁、铁、锌、硒等。大豆富含不饱和脂肪酸和纤维,是高血压、动脉粥样硬化患者的理想食物。大豆加热煮熟后,蛋白质的消化率会提高。

蔬菜类包括叶菜类、根茎类、瓜茄类、鲜豆类和菌藻类(食用菌和藻类),所含营养成分差异较大,含有丰富的维生素、矿物质和膳食纤维。其中食用菌中含有多糖物质能提高人体免疫力,而且香菇中所含的香菇嘌呤还具有降血脂作用。而木耳能防止血栓形成,是预防动脉粥样硬化的理想食物。

水果类包括鲜果、干果和坚果,主要提供维生素和矿物质。鲜果水分含量较高,蛋白质和脂肪含量低于1%,碳水化合物5%～30%。鲜枣、草莓、橙、橘等维生素C含量丰富。干果的维生素含量损失较多。坚果包括油脂类坚果(核桃、榛子、杏仁、松子、花生、葵花籽等)和淀粉类坚果(栗子、莲子等)。坚果中蛋白质含量为12%～22%;脂肪含量40%左右,多为不饱和脂肪酸,富含必需脂肪酸;富含维生素E和B族维生素;富含矿物质。

2. 动物性食物的营养价值　动物性食物包括畜禽类、水产类、蛋类和乳类。畜禽类蛋白质含量10%～20%,与种类和部位有关;脂肪含量2%～89%,必需脂肪酸明显低于植物油脂,营养价值低于植物脂肪;碳水化合物含量为9%左右,以糖原形式存在于肝脏和肌肉;提供多种维生素,以维生素A和B族维生素为主,禽类还含有较多维生素E;矿物质含量0.8%～1.2%,内脏含量最丰富。畜禽类蛋白质营养价值高,应与谷类食物搭配。但是畜类脂肪价值不高,脂肪和胆固醇含量较高,食用过量加重高脂血症等。

水产类包括鱼类、软体类、甲壳类、海兽类等,是蛋白质、矿物质和维生素的良好来源。鱼类蛋白质含量15%～22%,氨基酸组成与人体接近,利用率高;含有1%～10%脂类,肌肉组织,多由不饱和脂肪酸组成;碳水化合物含量约1.5%,多为糖原,还有黏多糖类(硫酸软骨素、透明质酸等);含有维生素A和维生素D、B_2、烟酸等;矿物质含量为1%～2%,硒和锌含量丰富。鱼油和鱼肝油是维生素A、维生素D和维生素E的来源。其他水产类动物如软体类和甲壳类,矿物质含量10%～15%,钙、钠、铁、锌、硒、铜等含量丰富。

蛋类含有12%蛋白质,氨基酸组成与人体需要最为接近,蛋氨酸和赖氨酸含量较高;蛋黄中脂肪和胆固醇含量高;蛋类碳水化合物含量1%～3%;维生素含量丰富,品种齐全,大多存在于蛋黄中;矿物质含量为1%～1.5%,多存在于蛋黄中,钙、磷、铁、锌、硒等含量丰富。

乳类是指哺乳动物的乳汁,常食用的为牛奶和羊奶,几乎含有人体需要的所有营养成分。乳类含有1.5%~3%的优质蛋白,易于被人体消化吸收;含脂肪2.8%~4.0%;碳水化合物含量为3.4%~7.4%,主要以乳糖形式存在;含有各种类型的维生素,除维生素C比较微量外,其他维生素含量丰富;含有钠、钾、钙、镁、氯、磷、硫、铜、铁等矿物质,大部分与有机酸结合形成盐类。乳类还可以加工成乳制品,包括炼乳、奶粉、酸奶等。乳类中含有的乳糖能促进钙等矿物质的吸收,也是婴儿肠道内双歧杆菌生长所必需的。因此,乳类在婴幼儿生长发育中起到了重要的促进作用。

二、食物营养的人类学内涵

从生物学角度而言,食物为人类提供营养成分,是维持生命健康所必需的;而从人类学角度而言,食物包含了更多的社会和文化内涵。不同民族、不同人群对食物的喜好不同,对食物采用的烹饪方式不同,乃至对食物的认知、信仰和禁忌不同;加之所处地域对食物获取(种植、狩猎或捕捞等)的限制,使得人群对食物的选择在一定程度上体现了政治、经济、社会文化等的差异。

(一) 食物的偏好与禁忌

不同族群对食物有着不同的偏好,一般认为人类偏好的食物在实际收益和代价上是优于他们放弃的食物的。人类对食物的偏好除了受食物本身的属性(口感、营养价值等)影响外,还受到社会文化、认识维度、族群身份、饮食结构、经济发展等因素的影响。以我国为例,虽然不同地域的人群对食物选择偏好有差异,但总体以粮食为主,蔬菜为辅,外加少量的肉食。所谓"民以食为天",自古以来,中国人对饮食都高度重视。很早之前在《礼记》《诗经》《论语》《孟子》《左转》《楚辞》《春秋》中都对饮食有一定的记载。除此以外,还有很多农业书籍有着农业种植的记载,如《夏小正》中有着关于麦、黍、菽、糜等种植的记载,从另一角度也说明了中国日常饮食以粮食为主的特点。随着历史的进程、经济发展的不均衡及气候物产等地域差异,中国饮食还分出了非常多的菜系,如川菜、粤菜、鲁菜、闽菜、湘菜、浙菜、徽菜和苏菜等,对于食物的选择和制作形式也各有偏重。

西方国家有着游牧或航海民族的传统,渔业和养殖业都比较发达,这与地理和气候等有一定的关系,这就使得西方人的日常饮食以动物性食物为主。相对来说,西方农产品的品种较少,产量高低不等,价格偏高,这也就使得他们偏好植物性食物为辅助。相比中国哲学重伦理、精神和实践的特点,西方哲学更注重科学、自然的理论,因而西方人认为肉食性食物更具人体所需的营养成分,牛排、猪排等可以成为其主食。当然随着对营养认识的不断进步,西方人对果蔬类食物也有了更多需求,多生食(如沙拉)。

除了长久以来社会文化和政治、地域等因素使得族群对食物有一定的偏好外,还有一些原因导致族群或某类特定的人群在食物选择中有一定的限制或禁忌,即避免或限制使用某些特定食物的行为,如宗教信仰、认知习惯及医疗因素等。人类进化过程中,由于趋利避害的原因,避免食用难以消化或有害于身体的食物属于生物学特性,不在本节讨论范围内。属于人类学范畴的饮食限制随着时空而改变,与人类社会、科技发展和认知进步息息相关。某些特定族群的饮食限制是长期形成并传承至今的,在特定地区的约束力并不亚于法律。如在中国最常见的清真食品,是信仰伊斯兰教的回族等少数民族饮食限制的结果,相应的餐厅和食物都有明确的标识。犹太教的限制食物限制更为严苛,对食物的种类、处理和烹饪方式都有规定。有些宗教(如印度教)和某些人群出于对生命的敬畏而成为素食主义者,避免摄入肉食性食物。不同族群对食物的偏好和禁忌不同,就有可能出现在某一文化中被认定为禁忌的食物,却可能在另一种文化中被尊为佳肴,如狗肉等。

在中国还有一种特殊的食物禁忌,称之为"忌口",是中医学的重要内容,虽然其科学性有很大争议,但是从人类学的角度而言,其是中国或者中医学传统文化的体现。古书中记载:忌口,是根据病情的需要,要求病人忌食某些食物。如"肝病禁辛,心病禁咸,脾病禁酸……""服鳖甲忌苋菜"等,古书有很多与疾病相关的"忌口"记载,还有民间流传的"病人不忌口,跑断大夫的腿"之类的谚语。所有种种,看似与疾病治疗相关,却也体现了中国传统的阴阳五行学说和天人合一的哲学思想。

(二) 食物的社会文化功能

食物除了维持生命,使得人类繁衍生息的功能外,还有很多社会文化功能,如社会联系功能、审美功能、群体团结功能和文化象征功能等。

1. 社会联系功能 在人类文明发展的早期,如何解决饥饿是人类生死存亡的关键,因此食物被视为最珍贵的东西,食物的给予与接受也成就了人与人间的联系和交流,而且蕴含着更多的情感。随着人类社会的不断发展,食物在人类的交往过程中依然发挥着重要的功能。以中国为例,婚丧嫁娶、逢年过节、拜师学艺都需要有丰盛的食物作为重要媒介,即使在年景不好的时期或者家境贫寒的状态,也要竭尽全力准备出可能好的食物感谢前来的亲朋好友。平时社会交往中使用的一些语言也与食物或饮食相关,如有些人在人际交往中八面玲珑,被称为"吃的开";有的人在人际交往中地位重要,被称为"吃香"。除此之外,在中国,从相亲到扩大人际关系的活动,当与陌生朋友第一次相见时,往往都会选择一起聚餐,而在这种环境下,主人对食物的选择有时也反映出对客人的重视程度。餐桌或饮食场所已经成为社交的核心,利用了人本身对食物的自然需求来满足人类进行社会联系的需求。不仅是在中国,在其他国家食物同样具有社会联系功能。西方人也经常举行宴会,宴会以食物为媒介,实际上提供给人们的是交流的机会,朋友间可以联络感情,陌生人之间可以彼此认识,扩大人际交往圈。

2. 审美功能 在"茹毛饮血"的时代,食物的主要功能是满足人类的饱腹需求,因而多呈现"纯自然"的状态。随着社会的进步和发展,物产及人类对自然的认识不断丰富,食物的搭配和制作已经成为一门艺术。目前,"色香味俱全"已经成了人类对食物的普遍审美标准。以中国最普遍的饺子为例,在物质生活相对丰富的今天,饺子已经不再是人们食物中的奢侈品。人们对饺子的追求也超出了对口味的要求,各种色彩、形状的饺子,给人以视觉上美的享受和精神上的愉悦。此外,食物还被诗意化,寄托了无限的诗情画意和情感寓意。如"美"一字,最早是源于中国人的味觉体验。"美"字在《说文解字》中的解释是"美,甘也,从羊从大",体现了"羊大则肥美""肥羊肉味甘"这样的味觉感受。除了中国,放眼世界,对食物美的追求也是逐渐到了尽善尽美的地步。西方的烘焙蛋糕,如生日蛋糕、婚礼蛋糕等,将对食物美的追求发挥到了极致,有着绚丽的色彩和精美的造型,使人们身心都有所享受。正因为食物的审美功能,使得人们在享用食物的过程中,同时开启了视觉和味觉的盛宴。

3. **群体团结功能**　无论东方社会还是西方社会,食物在维持亲情和友情中都发挥着重要作用。前面提到食物具有社会联系功能,可以帮助人类扩大交际等,因而家人团聚吃饭、亲朋好友请客吃饭也就成了人们维系亲情和友情的常见手段。在中国,春节是最重要和隆重的节日,是举家欢聚的日子。春节期间,一般人都会在除夕夜前赶回家,与家人吃一个热热闹闹的团圆饭,聚集在大饭桌的周围象征着家庭的紧密团结。而团圆饭的食物也是非常讲究的,如象征着"年年有余"的鱼,南方的年糕,北方的饺子等。春节一般以元宵节结束,元宵节也讲究团团圆圆,元宵或者汤圆是当天最具代表性的食物。一般当人们吃完元宵过完节,才算过完了春节,而从吃团圆饭开始到元宵节结束,甚至春节前夕的准备阶段,都离不开各种各样的食物。其间食物的制作、准备和食用需要人们协力共同完成,来往间促进了亲朋好友更深厚的情谊。除了聚餐,中国很多节日或者特殊日子都需要赠送食物来表达感情。除了家人团聚,到亲朋好友家拜访也是必不可少的,携带的礼物大多是食物,中国北方传统以点心、礼馍为必要礼物,后来随着经济发展和生活水平提高,米、油等均可作为礼物进行赠送。而端午节送粽子、中秋节送月饼也早就成了传统,用以团结族群间的关系。

西方国家重要的节日,如圣诞节、感恩节等,也是通过食物来维系亲情和友情的。圣诞宴会作为圣诞节的重要环节,是西方人家庭团聚的宴会,与中国的春节相似,所有人都要从各地相聚到一起。圣诞宴会常见的食品有百果馅饼和布丁等。感恩节最初是英国清教徒为了感谢上帝的恩赐和印第安人的帮助而举行的,后来美国将 11 月的第 4 个星期四定为感恩节,不仅仅是对上帝的感激,也是对亲朋好友一直以来的支持和帮助的感谢。在感恩节,大家都会举行宴会,邀请亲朋好友来相聚,而火鸡和南瓜饼也成了宴会必不可少的食物。

4. **文化象征功能**　食物可以作为一种文化象征,通过类比、联想等直观而形象的思维方式和表现手法,表达人类的欲望、愿望、人生观、价值观、情绪和情感等。基督教对西方文化影响至深,面包和葡萄酒成了重要的食物象征,其次是牛奶与蜂蜜。在西方社会,面包被称为"生命之粮",同时也是人的精神食粮,是《圣经》和基督教的象征符号,代表了耶稣对人类的救赎。同样,因为《圣经》中的记载与描述,葡萄酒被视为耶稣的血,象征耶稣为救赎人类的个人牺牲,因此西方人认为饮酒是需要节制的。除此以外,在希腊神话中也有关于葡萄酒的记载。人们祭祀时将葡萄酒洒在地上,象征着生命的轮回和繁衍生息。牛奶和蜂蜜在西方文化中象征着物质财富和精神收获。

中国食物的象征与西方文化中食物的象征出处有很大不同,主要是谐音和类比的象征。如借助谐音,枣子、花生、桂圆、莲子分别象征"早""生""贵""子",在传统的婚礼中,人们往往在婚床上撒上这四样食物。而石榴由于其多子,所以在中国传统文化中也是多子多孙的象征。作为最能代表中国文化的饺子,和"交子"谐音,有"更岁交子"之意,人们通常在大年三十夜里包好饺子,留到子时,也就是新年第一天的开始再吃,象征着"辞旧迎新,万象更新"。而饺子形如元宝,春节吃饺子又寓意"招财进宝"。

第二节 营养与疾病

人类的进化、历史的进程和文化的演变使得不同地区人群对食物摄入的方式和选择不同,因而营养成分的摄取和吸收也有一定的差异。合理的营养是维持人类健康生活所必需的,而营养缺乏、过剩均有可能导致疾病的发生,此类疾病又被称为营养性疾病。临床上,大致分为营养缺乏或者营养低下引起的疾病,营养过剩引起的疾病和营养相关的先天性代谢病。近年来,科学界对遗传学和分子生物学中营养的作用越来越重视,形成了基因营养学、分子营养学等交叉学科。研究营养与基因之间的相互作用及其对人类健康、疾病的影响,从而可以根据人群个体不同基因型制定不同的膳食供给量标准,进行精准预防和治疗。上述研究是从微观角度探讨营养与疾病间的发病机制、作用方式,而从宏观、从人类学的角度,则可以探寻营养相关疾病的发病规律,从而通过食物的调整给予预防和治疗。

一、营养缺乏病

营养缺乏病是指因为长期严重缺乏一种或多种营养素,引起机体出现各种相应临床表现的疾病。

(一)营养缺乏病概述

WHO的调查研究报告发现,相比发达国家,发展中国家的营养缺乏性疾病发病率更高,特别是儿童和老年人。而儿童营养不良会导致身体和智力发育迟缓。随着经济的发展,我国城乡居民能量和蛋白质摄入得到了基本满足,膳食结构趋于合理。但部分人群的营养和健康仍存在一些问题,如能量摄入过剩、微量营养素摄入不足等。同时,有调查报告显示,农村儿童的生长迟缓率和低体重率高于城市儿童,贫困农村的比例更高。即使在大城市,维生素缺乏现象也很普遍。上海市2012—2013年进行健康体检儿童的维生素检测结果显示,维生素C缺乏居首位,达到59.2%;维生素A、维生素B_2和维生素D缺乏占比分别为36.38%、28.32%和25.28%,其他维生素也有缺乏,所占比例在10%以下。提示在上海地区,儿童维生素缺乏为普遍现象,可能与儿童处于生长发育时期,对维生素的需求较大,而摄入相对不足有关。维生素对各年龄段的儿童身体和智力发育均有重要作用,因此建议家长应对维生素缺乏的儿童进行维生素的补充,促进儿童的生长发育,提高机体的免疫力。对于营养缺乏性疾病的预防,主要是日常注意合理饮食,均衡营养。

(二) 营养缺乏代表性疾病

1. 克山病 克山病(Keshan disease,KSD)是一种地方性疾病,临床表现为急、慢性心力衰竭、休克、心律失常等,主要病理改变是心肌实质变性、坏死和纤维化。克山病的发生具有明显的地域性,主要分布于从云南到黑龙江的狭长地带,恰好位于东北到西南的低硒地带,病区涉及黑龙江、吉林、辽宁等16个省(自治区)。克山病患者多生活在偏僻的农村,城镇地区较少。克山病具有年度和季节多发的特点,1955—1978年为高发年,1978年后呈下降趋势;东北地区多发于冬季,西南地区多发于夏季。目前克山病的发病趋势发生了一定的变化,现多为全年散发,疾病类型也由急型克山病和亚急型克山病为主演变为慢型克山病和潜在型克山病为主。

刚发现克山病时,由于发病人群广、病情重,因此我国成立了多个克山病研究机构,以期明确病因,从而指导克山病的防治工作。目前,已知与克山病发病最为密切的就是微量营养素硒的缺乏。然而,缺硒与克山病发病间关系经历了很长时间的研究。在20世纪60年代,克山病研究者从克山病病区动物由于缺硒导致的白肌病病理变化中得到启示,提出了缺硒为克山病病因的想法。到了20世纪70年代,研究者发现克山病病区人群的血样和发样中硒的含量均低于非病区人群。20世纪80年代,流行病学研究发现克山病病区分布在从东北到西南的低硒地带上,该地带土壤、粮食及人群体内硒的水平均低于正常。流行病调查结果和临床实践结果表明,除了明显的地域因素,克山病的发病还与病区的生态环境、人群的生活水平和生活习惯有关。克山病诊断标准的第一条就是:在一定地区、时间和人群中多发,外来人口在病区与当地人连续共同生活3个月以上方能发病。于是,克山病防治工作者给予克山病高发人群亚硒酸钠片用以预防其发生,效果显著。最终的研究表明,硒缺乏致克山病形成是一个长期缓慢的过程,人体缺硒后,心肌细胞膜的损伤,线粒体结构及功能发生障碍,抗氧化能力降低,心肌缺氧,心肌细胞变性坏死,引起疾病发生。补硒和改善饮食结构能够有效地提高人体内硒的含量,起到预防克山病的作用。虽然提高人体内硒的适宜含量能有效地预防克山病,但是慢性型和潜在型克山病仍有发生,提示缺硒是克山病的重要原因,却不是唯一病因。研究发现,人体中蛋白质、氨基酸和维生素E等的缺乏,饮食中低钙或者锰的含量增高及某些微生物感染都与克山病的发生有一定的关系,提示明确营养素间的综合作用是预防和控制疾病的关键。

2. 维生素D缺乏性佝偻病 维生素D缺乏性佝偻病(vitamin D deficiency rickets)

是指由于维生素 D 不足而导致的钙、磷代谢异常,成骨过程中不能正常沉着钙盐,全身骨骼改变的疾病,可分为活动期(初期、激期)、恢复期和后遗症期。初期多见于 6 个月内的婴儿,常有非特异的神经精神症状如夜惊、多汗、烦躁不安等。常见枕秃,骨骼改变不明显。血生化改变不明显。激期常见于 3 个月～2 岁的小婴幼儿。有明显的夜惊、多汗、烦躁不安等症状。骨骼改变明显,如颅骨软化(6 个月内婴儿),方颅,手(足)镯,肋串珠,肋软骨沟,鸡胸,O 型腿或 X 型腿等。血钙、血磷均降低,碱性磷酸酶增高,血 25-羟维生素 D 显著降低。X 线片可见临时钙化带模糊消失,干骺端增宽或杯口状,边缘不整呈云絮状、毛刷状,骨骺软骨加宽。恢复期是指初期或活动期的患儿治疗后症状消失,体征逐渐减轻、恢复。血生化改变逐渐恢复正常。后遗症是指若患儿经治疗后症状消失,病情不再继续,但留有不同程度的骨骼畸形,多见于 3 岁以上的儿童,X 线及血生化检查正常。

维生素 D 是人体必需的脂溶性维生素,包括 5 种化合物,1,25-二羟维生素 D 是维生素 D 活性最高的形式。维生素 D 不足会导致肠道吸收钙减少,进而血钙降低,刺激甲状旁腺激素(parathyroid hormone,PTH)的释放。早在 20 世纪初,科学家就发现了饮食会影响儿童佝偻病的发病,后来明确导致佝偻病发生的是一种维生素,命名为维生素 D。20 世纪 30 年代,美国的牛奶开始添加维生素 D,使得美国儿童佝偻病的发生率降低。虽然维生素 D 缺乏性佝偻病发病率高,但是其防治方法简单。提高血中维生素 D 的水平即可控制病情发展,防止骨骼畸形。而除了补充维生素 D 外,给予适量钙剂、锌、铁等微量元素都有助于疾病的治疗。在我国,维生素 D 缺乏性佝偻病仍是婴幼儿的常见病,也是重点预防的儿科疾病。维生素 D 缺乏不仅导致骨骼生长异常,对神经、肌肉、造血和免疫等组织器官的功能也有影响,对儿童的生长发育危害极大。为了更加规范维生素 D 缺乏性佝偻病的预防、诊断和治疗,2015 年,全国佝偻病防治科研协作组和中国优生科学协会小儿营养专业委员会拟定了《维生素 D 缺乏及维生素 D 缺乏性佝偻病防治建议》。提出维生素 D 缺乏性佝偻病的预防应从围生期开始,建议孕妇和 0～18 岁儿童均应多进行户外运动,多食用富含维生素 D、钙、磷和蛋白质的食物;而且婴儿出生应该尽早补充维生素 D 400～800 U/d,不同地区和季节可适当调整。

3. 营养性贫血 贫血(anemia)是一种红细胞携氧能力不足以满足人体生理需要的状况,病情严重时会出现乏力、虚弱、头晕和嗜睡等症状,并表现出肤色苍白,唇、舌、甲床及眼白中的血管也失去正常颜色。我国目前的贫血诊断标准是:海平面地区,血红蛋白<120 g/L(成年男性),血红蛋白<110 g/L(成年女性),血红蛋白<100 g/L(孕妇)。营养性贫血(nutritional anemia,NA)是一类由于某些造血所必需的营养素缺乏而引起的贫血,最常见的是铁缺乏,其次是叶酸和维生素 B_{12} 缺乏。除此以外,维生素 C、维生素 B_2、维生素 B_6、铜、锌及蛋白质缺乏也与营养性贫血的发生有一定的关系。营养性贫血的发病与国家和地区的社会经济发展关系密切,发展中国家多见,贫困地区营养性贫血的发病率更高。老年、妇女(包括孕妇)、婴幼儿和儿童是营养性贫血的高危人群。

治疗营养性贫血,首先应该明确其类型,因为不同的营养性贫血治疗方法不同。缺铁性贫血是由于体内铁缺乏引起血红蛋白合成减少的低色素小细胞性贫血;维生素 B_{12} 和叶酸缺乏将引起 DNA 合成障碍的营养性巨幼细胞性贫血。缺铁性贫血的治疗首先应尽可能去除引起缺铁的原因,再补充足量的铁以供机体合成血红蛋白,使体内铁的存储量达到正常。维生素 B_{12} 缺乏和叶酸引起的巨幼细胞贫血则需要肌注维生素 B_{12} 或给予口服叶酸直至达到正常体内储存量,同时也应积极去除病因,均衡饮食。而既缺乏铁又缺乏叶酸或维生素 B_{12} 的混合性贫血兼有巨幼细胞贫血和缺铁性贫血的特征,应给予综合治疗。

4. 神经管缺陷　在胚胎发育的第 4 周,中枢神经系统形成一个与表面外胚层脱离的、关闭的位于胚体背部中轴线上的神经管,神经管的头部发育增大形成脑,其余部分仍保持管状,形成脊髓。如果由于某种原因神经沟未能关闭,神经组织就依然露在外面,这样的缺损可长达胚胎身体的全长,也可以只局限于一小区域,通常称为开放性神经管缺陷。如果局限于脊髓的部分,这种异常通常称为脊髓裂,而头端部分未关闭的则叫无脑儿。脊髓裂必然合并脊柱裂。无脑儿和各种类型的脊柱裂是常见的神经管缺陷畸形,其他为裸脑、脑膨出和脑积水等。神经管缺陷的病因比较复杂。有遗传因素和环境因素及这些因素共同干扰神经管的闭合。此病常造成死胎、死产和瘫痪。

在引起神经管缺陷的环境因素中,有一个最重要的因素就是叶酸缺乏。叶酸缺乏不仅可以导致营养性贫血,孕早期妇女缺乏叶酸将导致神经管缺陷,孕前或孕早期及时增补叶酸,可有效降低 70% 的神经管缺陷。山西省是我国神经管畸形发病率最高的地区,2000 年时,山西省的神经管缺陷发生率超过全国平均发生率的 5 倍。当时的调查研究显示,山西省妇女体内叶酸平均水平仅为中国南方妇女的 1/4~1/3,孕早期约有 50% 的山西省妇女体内叶酸缺乏。可能与当地以面食为主,肉类和蔬菜的摄入量相对较少的饮食习惯有关。随后,山西省采取一系列措施,包括"孕早期增补叶酸",使得神经管缺陷的发生率大幅度下降。

二、营养过剩性疾病

以往人们较多地关注营养缺乏带来的问题,却忽略了营养过剩对健康的危害。近年来,营养过剩的人群数目越来越多,甚至超过了营养缺乏的人群。因而,目前人类不仅面临维生素和微量元素等营养成分摄入不足的情况,还面临着能量过度摄入的问题,主要与食物供应日益充足,以及目前高产量作物微量营养素密度降低和精加工食品工艺有关。当人体摄入的能量无法被完全消耗,堆积在体内,就会导致营养过剩,最主要的症状就是肥胖。肥胖是指超过个人理想体重的 20% 体脂的异常积累。

(一) 营养过剩性疾病概述

营养过剩的主要问题是能量过剩,与现代人高能量、高脂肪、高糖和低纤维素的饮食有直接的关系。以我国为例,从人类学的角度而言,我国传统饮食以植物性食物为主,当今,食谱已经悄然发生改变,更多的人群开始追求高脂肪、高蛋白为主的饮食方式,使得超重和肥胖的人口比例增高。BMI是评价人体超重与肥胖的常用指标,不同国家和地区有相应的标准。BMI主要用于测量身体脂肪的总量,而肥胖的危害不仅和脂肪总量有关,还与脂肪分布密切相关。因此,评价中心性肥胖(腹型肥胖,脂肪组织在腹腔或腹部周围的异常堆积)主要通过腰围(waist circumferemce, WC)和腰臀比(waist-hip ratio, WHR)来进行。肥胖,特别是中心性肥胖将会影响心血管系统、神经系统、内分泌系统、免疫系统、代谢系统和呼吸系统等多个系统器官的正常功能,是很多慢性疾病(高血压、糖尿病、血脂异常、心血管疾病和肾脏病等)发生的风险因素。肥胖是全球面临的严重公共卫生问题,而由于儿童、青少年期肥胖与成年后肥胖及多种疾病的发生密切相关,因此儿童、青少年肥胖问题也备受关注。在我国,城市地区儿童、青少年肥胖的发生率几乎呈直线上升趋势,而且很多欠发达地区乡村学生的肥胖率也呈快速增长状态。探讨肥胖起因及进行有效干预是降低很多慢性病发病率的关键。

(二) 营养过剩性相关疾病

1. 肥胖相关高血压 高血压(hypertension)是一类以动脉压升高为主要特征,可并发心、脑、肾和视网膜等靶器官损伤及代谢改变的临床综合征。虽然高血压患者的血压与肥胖间的关系受环境因素和遗传因素的影响,但是已有的研究表明成人肥胖者患高血压的可能性增加3.5倍,且60%的高血压患者超重>20%。据估计,成人中60%~70%的高血压与肥胖有直接的关系。体重每增加一个标准差,亚洲人患高血压的风险增加1.55~1.68倍。与成人相似,肥胖儿童的高血压患病率比非肥胖儿童高3倍,近年来,儿童高血压患病率增加可能部分与肥胖儿童数量增加有关。与周围性肥胖相比,中心性肥胖是血压升高的决定因素。肥胖相关高血压(obesity-related hypertension)的特征包括交感神经系统激活、肾素-血管紧张素(angiotensin, Ang)系统的激活、水钠潴留及其他异常。肥胖个体的交感神经系统活性增强,血和尿中去甲肾上腺素水平升高,可能是个体的代偿机制,因为交感神经系统可以通过调节热量产生和加大能量消耗,维持能量平衡。而慢性交感神经系统过度反应则会产生恶性循环,引起高血压。肾素-血管紧张素系统主要通过组织和循环两种系统参与高血压的发展。脂肪组织产生的血管紧张素原可以进入循环,血管紧张素原的产生是脂肪细胞肥大的原因和作用,并通过AngⅡ的作用导致血压升高,从而诱导系统性血管收缩,直至钠和水潴留及醛固酮产生增加。同时,肥胖会增加肾小管对钠的重吸收,血钠水平增高后,细胞外液容量增加。为了抵消增加的肾钠重吸收,血压和肾小球滤过率增加。慢性血压升高、血管扩张和肾小球高滤过、交感神经系统和肾素-血管紧张素系统的不当激活又加重了肾损伤,肾脏排钠能力进一步被破坏,血压进一步升高。肥胖患者脂肪组织中脂联素显著降低,导致胰岛素抵抗,引起高血压。而瘦素水平增高,促进去甲肾上腺素转化,通过下丘脑皮质激素通路增加交感活性导致血压升高。此外,肥胖者胃肠道异常,导致胃肠道功能、食欲、脂质代谢和机体代谢率等发生改变,影响体内能量平衡,进而加重肥胖和高血压。血压增高将引发一系列后续疾病,包括冠状动脉疾病,脑血管疾病,肾功能不全,动脉粥样硬化,左心室肥大、房颤和充血性心力衰竭等。由于肥胖是导致肥胖性高血压的主要原因,因此在控制血压的同时,应积极改善代谢紊乱,控制体重。

2. **糖尿病** 糖尿病(diabetes mellitus,DM)是一组因胰岛素缺乏或机体对胰岛素抵抗所引发的糖及脂质为主的代谢紊乱综合征,以血糖升高为基本特征。表现为多饮、多尿、多食及消瘦等症状,若得不到有效的治疗,极有可能产生一系列的并发症,如心、脑血管动脉硬化,视网膜及肾脏微血管病变,神经病变和下肢坏疽等。随着生活水平提高、人口老龄化、生活方式改变及诊断技术的进步,糖尿病的患病人数正迅速增加。中国糖尿病发病率达7.97%(2015),已超过世界平均水平(5.71%)。DM已成为严重威胁人类健康的公共卫生难题。按照WHO及国际糖尿病联盟专家组的建议,糖尿病分为1型糖尿病(占5%)、2型糖尿病(占90%)、妊娠糖尿病(占4%)及其他特殊类型糖尿病(占1%)4类,其中2型糖尿病简称2型DM,旧称"非胰岛素依赖性糖尿病(non-insulin dependent diabetes mellitus,NIDDM)",是糖尿病的最主要类型。

有研究指出,2013年世界糖尿病患病人数已达到3.82亿,其中2型糖尿病约占90%,并且有逐步增加的趋势,预计到2030年患病人数将增加到5.52亿。糖尿病的患病率、致残率和病死率对人体健康危害很大,糖尿病及其并发症所造成的死亡人数为世界死亡原因的第5位。在我国,2010年18岁以上人群糖尿病总体患病率为9.7%并有逐步增加的趋势,到2013年患病率增加到了10.4%。

与高血压相同,虽然2型糖尿病的发病是遗传和环境共同作用的结果,但是大量研究表明肥胖是2型糖尿病发生的重要因素。研究表明,体重每增加一个标准差,亚洲人患糖尿病的风险增加1.52~1.59倍。在我国,超重与肥胖人群中糖尿病患病率分别为12.8%和18.5%,其中成年男性的患病率分别为33.7%和13.7%,成年女性的患病率分别为29.2%和10.7%,同时2型糖尿病患者多数处于超重和肥胖状态。肥胖引起糖尿病的机制很多,如血液中游离脂肪酸增加引起的胰岛素抵抗增加;脂肪组织分泌的脂联素降低引起胰岛素抵抗、分泌的瘦素缺乏或者瘦素抵抗;氧化应激增加引起线粒体功能损害等。由于肥胖在2型糖尿病发生发展中的重要作用,因此在治疗方面,除了控制血糖外,针对肥胖的治疗也非常关键,除饮食控制营养外,还可以通过药物和外科的方法进行治疗。

(三)营养过剩的预防

肥胖是上述慢性疾病重要的危险因素,预防营养过剩无疑可以降低相关疾病的发病率。目前,很多国家通过一些饮食改革措施,使得高血压、心脑血管疾病、糖尿病等的发病率降低。如芬兰政府采用一系列措施提倡少吃黄油,牛奶以低脂牛奶为主,增加植物性食物的摄入,并在学校和家庭进行营养宣讲,使得高血压和脑血管意外的发生率大幅度降低。因此,改变饮食习惯,合理搭配食物,均衡营养是改善成人和儿童青少年肥胖的关键。为了指导居民合理摄入营养素,预防营养缺乏和过剩,一般国家或某些组织会制定和发布相关膳食营养素参考摄入量的标准,目前我国比较权威的标准就是中国营养学会编著的《中国居民膳食营养素参考摄入量》(2017)。中国营养学会给出以下一些预防营养过剩的原则和建议。

1. 控制整体的能量摄入 每日饮食总能量的需要是由标准体重、体力活动强度、年龄和性别等因素决定的,可以通过公式"每人每天热量的消耗＝标准体重(kg)×每日每千克体重所需能量"进行计算,并根据计算结果控制每天的能量摄入。其中标准体重有多种计算方法,比较多地使用"标准体重(kg)＝身高(cm)－105",每日每千克体重所需能量的标准各个国家和地区并不相同,我国可以根据《中国居民膳食营养素参考摄入量》(2017)中的标准进行计算。

2. 合理的饮食结构 碳水化合物、脂肪、蛋白质是三大产能营养素,有各自的生理功能,此三类物质适宜的摄入比例有助于人体健康。当产能营养素摄入过量或不均衡时,将有可能导致肥胖和超重。我国营养学会推荐 4 岁以上儿童和成年人膳食中碳水化合物占总量的 50%～60%,脂肪占总量的 20%～30%,蛋白质占 10%～15%。除了比例,三大产能营养素的质量也很重要,如动物蛋白可以选择鱼类,减少畜类的摄入;饱和脂肪酸和胆固醇的摄入比例适当;减少反式脂肪的摄入等。总之,根据自身情况,合理降低整体能量及脂肪、碳水化合物的摄入,增加蔬菜、水果的摄入能有效避免营养过剩。

三、营养相关的先天性代谢病

先天性代谢缺陷(inborn errors of metabolism)也称遗传性酶病,指由于遗传上的原因(通常是基因突变)而造成的酶蛋白质分子结构或数量的异常所引起的疾病,部分先天性代谢病可以通过饮食的调整进行防治。

(一) 营养相关的先天性代谢病概述

根据酶缺陷对机体代谢的影响不同,先天性代谢缺陷可以分为糖代谢缺陷、氨基酸代谢缺陷、脂类代谢缺陷、核酸代谢缺陷、内分泌代谢缺陷、溶酶体沉积病、药物代谢缺陷和维生素代谢缺陷等。从分子水平上看,先天性代谢缺陷可能有两种原因:①由于编码酶蛋白的结构基因发生突变,引起酶蛋白结构异常或缺失;②基因的调控系统发生异常,使之合成过少或过多的酶,引起代谢紊乱。绝大多数先天性代谢缺陷为常染色体隐性遗传,也有少数为 X 连锁隐性遗传。先天性代谢病的发病率较低,很多属于罕见病,诊治比较困难。部分先天性代谢病的发生或者进展与某些特定的食物种类有关。因此,调整饮食将有助于此类疾病的治疗和病情的缓解。

(二) 相关的先天性代谢病的代表性疾病

1. 半乳糖血症 半乳糖血症(galactosemia)主要临床表现是患儿对乳糖不耐受,婴儿哺乳后呕吐、腹泻,继而出现白内障、肝硬化、黄疸、腹水、智力发育不全等,半乳糖血症属于常染色体隐性遗传,发病率约为 1/50 000。乳类所含乳糖可以经消化道乳糖酶分解形成葡萄糖和半乳糖。半乳糖先后经半乳糖激酶和半乳糖-1-磷酸尿苷酰转移酶(GPUT)催化,生成 1-磷酸半乳糖和 1-磷酸葡萄糖,进一步代谢供组织利用。典型的半乳糖血症患者体内 *GPUT* 基因缺陷,导致 GPUT 缺乏,半乳糖和 1-磷酸半乳糖在血中累积,部分随尿排出。1-磷酸半乳糖在脑组织中累积可引起智力障碍;在肝累积可引起肝损害,甚至肝硬化;在肾累积可致肾功能损害,引起蛋白尿和氨基酸尿。半乳糖在醛糖还原酶作用下生成半乳糖醇,可使晶状体渗透压改变,水分进入晶状体,影响晶状体代谢而致白内障。同时,由于血中半乳糖含量升高,使得糖原分解成葡萄糖的过程受到抑制,机体出现低血糖症状。半乳糖血症尚无有效的基因治疗方法,目前饮食控制是促进患儿正常发育的较好途径。对有半乳糖血症患病风险的胎儿,在孕妇的饮食中应当限制乳糖和半乳糖的摄入量,用其他的水解蛋白(如大豆水解蛋白)等予以替代;等胎儿出生后,禁用乳类喂养,避免含有乳糖的食物摄入,患儿可正常发育。

2. 葡糖-6-磷酸脱氢酶缺乏症 葡糖-6-磷酸脱氢酶缺乏症(glucose-6-phosphate dehydrogenase deficiency, G6PD deficiency)是由葡糖-6-磷酸脱氢酶(G6PD)缺乏而引起的一组溶血性疾病,是一种常见的 X 连锁隐性遗传病。临床上,主要表现为溶血,包括"蚕豆病"、药物性溶血和感染性溶血等。在我国,多数 G6PD 缺乏者平时没有临床症状,在食用蚕豆、某些药物或感染后不久出现急性溶血,表现为黄疸、贫血和血红蛋白尿等。

葡糖-6-磷酸脱氢酶缺乏症患者由于 *G6PD* 基因异常,G6PD 活性降低,红细胞内葡萄糖通过磷酸戊糖旁路的代谢障碍,不能产生足够的还原型烟酰胺腺嘌呤二核苷酸磷酸(nicotinamide adenine dinucleotide phosphate, NADPH),影响谷胱甘肽的生成,导致 H_2O_2 堆积,致使红细胞膜遭受氧化性损伤;同时 H_2O_2 等过氧化物含量增加,使血红蛋白 β 链第 93 位半胱氨酸的巯基氧化,使血红蛋白的 4 条肽链解开,血红蛋白变性成为 Heinz 小体,含有 Heinz 小体的红细胞变形性较低,不易通过脾或肝窦被阻留破坏,最终引起血管内和血管外溶血。

G6PD 缺乏症的分布是世界性的,几乎存在于所有人群中,约 4 亿人受累。但各地区人群的发病率差别较大。我国发病率呈南高北低的特点。广东地区汉族人中发病率可达 8.6%,云南德宏傣族人中发病率高达 17.4%,北方各省则较少见。G6PD 缺乏症常因氧化性药物的使用或进食蚕豆而诱发,避免使用这些药物或避免食用蚕豆,可以起到对 G6PD 缺乏症的预防性治疗作用。

3. 高苯丙氨酸血症 高苯丙氨酸血症是一组苯丙氨酸代谢障碍,引起血液中苯丙氨酸浓度异常升高的疾病,包括典型和非典型的苯丙酮尿症。其中,典型苯丙酮尿症(phenylketonuria, PKU)是一种严重的常染色体隐性遗传性氨基酸代谢病,国外发病率为 1/4 500~1/100 000,我国发病率约为 1/16 500。典型 PKU 患者由于肝脏内苯丙氨酸羟化酶(phenylalanine hydroxylase, PAH)缺乏,苯丙氨酸不能转变为酪氨酸,而转变为苯丙酮酸和苯乳酸并在体内累积，并导致血液和尿液中苯丙氨酸及其衍生物排出增多。同时多巴胺、5-羟色胺、γ-氨基丁酸等重要神经递质缺乏，引起神经系统的功能损害。临床上，表现为精神发育迟缓，皮肤、毛发和虹膜色素减退，头发呈赤褐色，癫痫，湿疹，特殊的鼠样臭味尿。患儿在出生后若不及早进行低苯丙氨酸饮食治疗，会出现不可逆的大脑损害和严重的智力发育障碍。

非典型苯丙酮尿症(BH4 deficiency)是四氢生物蝶呤合成或循环利用过程中所需要的酶缺乏引起的。四氢生物蝶呤是苯丙氨酸羟化生成酪氨酸所必需的辅助因子。由于酶缺陷导致四氢生物蝶呤生成减少，苯丙氨酸不能羟化生成酪氨酸，同时造成多巴胺、5-羟色胺等重要神经递质缺乏，加重神经系统的功能损害，将引起非典型苯丙酮尿症，表现为智力低下、肌张力异常、惊厥、发育迟缓等。

目前，临床上常在婴儿出生后立即进行筛查，一经确诊为典型的苯丙酮尿症，立即停乳，喂给患儿低苯丙氨酸水解蛋白及补充酪氨酸。若确诊为非典型的苯丙酮尿症，补充四氢生物蝶呤、L-多巴、5-羟色胺、卡比多巴等。禁荤食、乳类、豆类和豆制品。多吃蔬菜和水果。经上述饮食治疗，有望达到临床痊愈。

第三节 饮食文化与疾病

饮食文化是指食物原料的开发利用、食品制作和饮食消费过程中的科技、艺术，以及以饮食为基础的习俗、传统、思想，即由食生产和食生活、过程、功能等组成的食事总和。饮食文化在一定程度上可影响人的健康。

一、饮食文化与疾病概述

饮食文化的形成不是一朝一夕的，而是人类不断适应环境的结果。有的饮食文化经现代科学的研究和验证，有利于人类健康。地中海饮食就是营养学家推荐的一种健康的饮食模式，是源于20世纪四五十年代时地中海国家和地区的传统饮食文化。地中海饮食鼓励新鲜水果、蔬菜、鱼、海鲜、豆类、坚果和谷类的摄入，用植物油代替动物油，推荐橄榄油。大量的研究证实地中海饮食有利于人体健康，能够降低乳腺癌、糖尿病、消化道肿瘤等疾病的发病率和病死率，并已有可靠的机制研究结果支撑。并非所有的饮食文化都有利于人的健康，受到地域、经济条件等的影响，很多地区的饮食习俗与某些疾病的发生有着直接或间接的关系。如上一节提到的部分营养性疾病在很大程度上可以通过调整饮食习惯、饮食结构进行预防和治疗，从某种程度上也与区域和人群的饮食文化有一定关系。但是并非所有与饮食文化相关的疾病都有营养的失衡，营养异常的疾病也并非都与饮食文化有关，本节将侧重某些非营养异常，而又与饮食文化有很大关联的疾病。如我国长久以来的共餐饮食文化可能与幽门螺杆菌（*Helicobacter pylori*，Hp）在人群中的感染率较高有关，而 Hp 感染又是胃部疾病的高危因素。1988 年，上海甲型肝炎暴发性流行，主要与食用受感染的毛蚶有关。此次甲型肝炎暴发流行一方面与毛蚶本身感染了甲肝病毒有关，另一方面也与当地传统食用毛蚶的习惯有关。为了更好地鲜度体验，传统在吃毛蚶时，仅将毛蚶在沸水中作短暂的浸泡后就进行食用，无法彻底消灭病毒。当某种疾病在特定人群中的大规模发生与饮食文化有直接联系时，通过饮食调整，可减少或避免相关疾病的发生。

二、与饮食文化有关的疾病

（一）库鲁病

库鲁病（Kuru disease）是一种亚急性、进行性小脑和脑干的退行性变，较少累及大脑皮质，早期表现为进行性小脑运动失调，从细微的躯干、肢端和头部震颤到共济失调和运动障碍，后期出现痴呆，6～9 个月内死亡。该病是 20 世纪 50 年代初，在大洋洲巴布亚新几内亚地区的库鲁人部落中被发现的，患者表现为协调功能丧失，性格行为发生改变，并迅速发展为痴呆，1 年内死亡。起初库鲁病的发病原因并不清楚，经科学家的实地调查研究后发现当地部落有"丧葬食人"（funerary cannibalism）的习俗。在亲友死亡后，要将他的尸体吃掉，当地人认为这样可以帮助死者的灵魂获得自由。随后又在库鲁病患者的脑组织中观察到了海绵样空泡状的蛋白斑块。在该习俗中妇女和儿童主要吃死者的脑等器官，而患库鲁病也多是妇女、儿童，提示库鲁病的发病与部落人的食人习俗有关。在 20 世纪 60 年代，巴布亚新几内亚地区的食人习俗被禁止，库鲁病的发病显著降低。由于该病的潜伏期可达几十年，从年龄上看，随后发生的病例均是在食人习俗被禁止前已经感染的。随着机制研究的深入，库鲁病被认为是传染性海绵状脑病（transmissible spongiform encephalopathies，TSE）的一种。传染性海绵状脑病又称朊病毒（prion）病，是一组由传染性朊病毒引起的中枢神经系统致死性退行性脑病，以病变区域呈海绵状改变为主要特征。朊病毒蛋白（prion protein，Prp）是一种相对分子质量为 35 000 的糖蛋白，存在 Prp^c 和 Prp^{sc} 两个异构体。其中 Prp^c 对蛋白酶敏感且不致病；Prp^{sc} 对蛋白酶有抗性，具有自我传播能力，是可致病蛋白质，仅存在于患病个体的脑组织中。库鲁病的传染也是由于患病个体的脑组织被食入后引起的。

（二）消化道恶性肿瘤

消化道恶性肿瘤是遗传与环境因素相互作用的结果，其中环境因素就包含了不良的饮食习惯、方式和食物结构等。食物进入人体首先要通过消化系统进行消化吸收。因此，包括消化道肿瘤在内的消化道疾病也最容易受到不良饮食文化的影响。消化道恶性肿瘤包含食管癌、胃癌、小肠癌、结直肠癌、肝癌、胰腺癌、胆系癌和消化道非上皮性肿瘤等。

20世纪50年代,冰岛胃癌高发,胃癌导致的死亡占所有肿瘤的50%。研究表明,胃癌高发与喜食盐腌渍、烟熏和烤焦的食物有关。在冰岛,农民的胃癌更高发,这与农民喜欢食用家庭熏制和家庭烧烤食物的传统饮食文化有关。这些家庭自制产品中的大部分都含有超过安全剂量的亚硝酸盐和硝酸盐。当人们认识到传统饮食习惯是胃癌发生的重要环境因素后,从1955年开始,冰岛的饮食文化开始发生变化。目前在冰岛,烟熏和盐腌渍的食物只作为一种传统美食出现在特定场合,而日常生活中这些食物被新鲜或冷冻的食品所替代。在此后50年间,冰岛的胃癌发病率显著降低。1955—1999年,冰岛男性胃癌发病率从77/10万人降至15/10万人;女性胃癌发病率从32/10万人降至6/10万人。在此期间,与冰岛的其他肿瘤发病率的变化相比,胃癌发病率的显著降低是独一无二的。上述改变说明了冰岛传统饮食文化中的烟熏和盐腌渍食物是胃癌发生的重要诱因,而饮食文化的改变可以显著改变某类疾病的发病。

我国是世界上食管癌发病率、病死率较高的国家之一。河南省林州市(原河南省林县)是我国食管癌发病率和病死率最高的地区,曾经被称为"癌症县"。1959—1979年回顾性调查和登记报告资料显示林县食管癌发病率约为115/10万人,病死率约105/10万人,食管癌死亡人数占癌症总死亡人数的64.39%。研究发现这与当地居民长期缺乏新鲜蔬菜,喜欢食用盐腌渍菜有关,腌菜中亚硝酸盐含量很高,与食管癌的发生有关。加之当地居民经济条件差,饮食单一,食用霉变食物,缺乏各种维生素、微量元素和蛋白质,又喜欢吃烫食,这些都是当地食管癌高发的重要环境因素。目前,随着人们健康意识的提高和健康教育促进工作的开展,该地区不良的饮食行为有所改变。虽然截至2014年的相关统计资料,河南省太行山区域仍是食管癌发病率较高的地区之一,但林州食管癌的发病率和病死率已开始缓慢降低。

(杨 玲)

第七章　中医人类学及西学中医

中医人类学(anthropology of/on Chinese medicine)首先可被视为医学人类学的传统经典内容,即以人类学方法对中医药及中国地区民族医药的研究,旨在以人类学参与性观察、深入访谈等方法,对该类处于"非主流"地位的医疗系统及相关人群的行为、观念连同其社会环境作整体观察,从主位的角度,将"他者"合理化,解决中医学及民族医学临床实际问题,并对研究者的世界观、价值观进行反思。它与医学人类学原本具有的对主流生物医学体系外的人类医疗方式(世界各民族医学、西方替代医疗等)的研究并无本质差异。不过,中医人类学又可以增添两项新意,即借助中医学从业者参与人类学研究而创立的人类学"原住民视角"及中医学"主体性意识",其英文表达变为"anthropology from Chinese medicine",一字之差,意义深远。

第一节　中医人类学发展史

人类学作为介于自然科学与社会科学之间的交叉科学学科门类,现今已经包含数十门甚至上百门分支学科。其中,医学人类学是人类学领域发展最快的一门学科。医学人类学是用人类学的观点和方法,从生物学和社会文化的角度研究人类的疾病和保健问题及其与生物学因素和社会文化因素的相互关系的一门学科。医学人类学的发展为中医人类学创造了条件。中国社会科学出版社1984年出版的论文集《人类学研究》中的"中国古代对于医药人类学的贡献"一文,应该是国内谈论中医人类学话题的第一篇论文。中医学者以人类学方法研究中医学文化的尝试始于马伯英,迄今对此最全面、最准确的叙述当属冯珠娣等2001年的论文。不过,建立中医(文化)人类学学科的设想却由"外行"万霞等在2008年提出,她既非中医师又非人类学家,其文章观点认为"中医文化人类学可以说是医学文化人类学的一个分支"。可见尽管当时"中医人类学"尚未建立,但理论思考、相应研究乃至学科名称建议已经出现。目前,中医学特别是民族医学渐渐成为人类学研究的热门,但中医人类学尚处在"小荷才露尖尖角"的萌生期。其学科衍生线索可以做如下概括:医学科学＋人类学→医学人类学(医学文化人类学、医学体质人类学）＋中医药科学→中医人类学（中医文化人类学、中医体质人类学）。

显然，由于中医学相对于西医及现代科学知识的"他者"性，人类学界自然把中医学当作一个理想的研究对象；而中医学界则因为得到理解、得到合理化对人类学家心怀感激、视为知己，两者对建立中医人类学不谋而合。建立这样的学科于前者当然又多了一个应用型分支（如"老年人类学""城市人类学"一般），但后者的身份、地位则被定格为需要被研究、被理解的"他者"，成为始终需要人类学家为之辩护的"被告"。

2012年，在云南中医药大学建立的国家中医药管理局"十二五"重点学科"中医人类学"，其内容和旨趣与以上经典中医人类学迥异，它反转了原"中医人类学"中研究者与被研究者的关系：中医学成为人类学研究的主体，而不是习惯上的研究对象。在"中医人类学"研究中，中医是以正常者的地位及心态去发现、研究、理解、欣赏自己的"文化他者"，包括"地理他者"海外中医学（特别是西方本土化的中医）、"时间他者"现代中医学、"系统他者"其他医学（比如生物医学）。中医学在这里成为审视这些对象的"法官"及为他们辩护的"律师"。因此，主体性的中医人类学与迄今存在的其他同名学术活动对中医学本身的研究迥异，是中医人类学学科的创新，亦是中医学领域社会科学研究的一次革命。

第二节 中医人类学的基本内容

中医人类学首先是人类学，同时也是医学人类学的特殊领域。因此，其基本理论基础不外乎这两门学科理论。体质人类学的理论相对简单，学界一般接受进化论。文化人类学的理论繁多，但究其根本，基石有以下4个方面。

一、整体观理论

若要正确地了解一个社会居民的观念及行为，必须将其还原到他们生活、生产的环境中去，从空间和时间两个轴线展开，而不能孤立地观察。这就是整体观理论。

二、主位文化观理论

除了整体观，一个人类学家还必须通过长期的参与性观察及深入访谈，学会以自己研究对象的视角来判断某个观念和行为的价值和意义，即完成客位（etic）向主位（emic）的转换，即主位文化观理论。

三、文化相对论

文化相对论是人类学研究的另一块基石。人类学家坚信世界上千姿百态的文化都是每个社会的全体居民适应其生活、生产环境的选择,一定有其合理性。不同的文化没有先进/落后、高雅/低俗之分。所以,一个人类学家不可以自己习惯的文化价值标准去判断自己研究对象的观念和行为。

四、跨文化比较理论

人类学家认为,只有用跨文化比较理论对各种不同社会做实地田野调查,发现、比较人类所有可能的观念、行为,才能最终了解某个社会、某种文化。

医学人类学属于应用人类学,即运用以上理论去观察、研究、解读人类的医学观念和行为,帮助解决临床问题;中医人类学又是医学人类学的一个特殊领域,即运用上述理论去观察、研究、解读人类与中医药及民族医药的观念及行为。具体来讲,本学科主张将每个研究对象放在其生活环境中,以整体观发现其与中医学有关的观念、行为与环境间的吻合度,以主位文化观发现这些观念、行为对他本人的价值与意义,不以研究者本人的中医学理念去判断研究对象,尽可能观察、比较不同社会中的中医学形态。

第三节 中医人类学与其他学科的关系

"中医人类学"作为"中医学"一级学科下的二级学科,与同级的"中医文化学"最为接近,同时也与"社会学"下"民族学与人类学"内"医学人类学"研究密切相关。

一、中医人类学与中医文化学的区别

中国学界长期混淆医学人类学与中医文化学;同时,通过检索发现,"中医文化学"的成长期长于"中医文化人类学",研究成果也多于中医文化人类学。正是在这样的背景下,出现了先行的中医文化学"遮蔽"中医文化人类学的现象。而事实上,人类学与文化学并非同一个研究领域。

首先,人类学(文化人类学)与文化学有着不同的演进历程,各有核心区域相对明晰的研究对象。"文化学"或"文化科学"术语的出现早于文化人类学半个多世纪,100多年来,它们各自成为包含大量分支学科的独立门类,文化人类学的研究对象是文化视域中的人和人群,而文化学的研究对象是人类所创造的文化。

其次，医学人类学与医学文化学有着不同的学科渊源，各有核心区域相对明晰的研究对象。医学人类学生成于医学科学与人类学的交汇区域，是人类学的一门边缘分支学科、应用分支学科，它的研究对象是医学视域中的人和人群。医学文化学生成于医学科学与文化学的交汇区域，是文化学的一门边缘分支学科、应用分支学科，它的研究对象是特定领域的一个文化子系统——医学文化。

再次，人类学与文化学的研究方法也大相径庭，突出表现在人类学独特的田野工作，即参与性观察与深入访谈，以及整体观、文化相对论等。

最后，人类学研究的目的不仅仅是收集资料、完成对被研究者的了解，更是为了说明被研究者观念与行为的合理性、正当性，还要通过这些"他者"来反观我们习以为常的价值、规则，达到"美人其美、美美与共"。这显然与文化学注重资料的客观性、科学性不同。

很显然，人类学与文化学不能相互代替，医学人类学与医学文化学不能相互替代。作为医学人类学分支学科的中医人类学与作为医学文化学分支学科的中医文化学，同样不能相互替代，两者在研究视角、研究思路、研究对象、研究目的上有着明显差异。

二、中医人类学与医学人类学的区别

与中医文化学相比，医学人类学与经典的中医人类学的关系更加密切。事实上，对中医药及民族医药的研究本来就是医学人类学的一个重要部分，受到国内外人类学家关注。从这个意义上讲，中医人类学可以被看成医学人类学的一个研究领域，在后者学科身份、级别未定之前（如前所述，医学人类学目前只是民族学下人类学里应用人类学的一个分支），似乎无可能讨论设立中医人类学学科。本学科在中医学下建中医人类学二级学科之举，则巧妙地解决了这个难题。

首先，以中医界而非人类学界为主体的中医人类学研究，使得经典的中医药及民族医药的人类学研究增添了"原住民话语"。从此，中医从业者通过掌握人类学方法能够获得学术话语权，对自己医疗活动的观念、行为进行言说、解读、判断，并与其他学科学者特别是人类学家进行对话，比较、评价他们的研究成果。这就好比原先请律师的"被告"开始进行主动的自我辩护，在中医人类学"法庭"上发出自己的声音：符合人类学学术规范的声音、其他非中医背景学者难以发出的声音。这将极大地丰富原有的经典中医人类学研究，也将推动医学人类学乃至人类学学科本身学术理念的变革。

其次，本学科的主体性。中医文化人类学研究从根本上有别于迄今存在的所有相关医学人类学研究。因为，与后者将中医药、民族医药当作"他者"来研究不同，这个方向是把中医药、民族医药当作研究主体，即以自己医疗体系的观念、行为作为正常值，去发现与此不同的"他者"，再以人类学方法去研究、解读它们（包括以往一直审视、评判中医的西方生物医学）。如果还用上述比方，中医学在这里非但不是传统的需要人类学家为其辩护的"被告",也不是已经能够运用人类学学术话语为自己辩护的"被告",而是成了中医人类学学术"法庭"上的"律师"乃至"法官":替自己的研究对象辩护,判断它们的合理性、正当性。从这个意义上说,又开创了一项崭新的中医人类学研究,是名副其实的"中医做研究的人类学(anthropology from Chinese medicine)",而不是"研究中医的人类学(anthropology of/on Chinese medicine)"。从这个意义上说,理念与它最接近的当属"女性人类学",不过后者的研究主体为女性。

第四节 中医人类学的主要研究内容

本学科目前将中医药及民族医药文化人类学研究、中医临床体质人类学研究、对西学中医/现代中医/生物医学的人类学研究作为主要研究方向。

一、中医药及民族医药文化人类学研究

这是传统经典的以人类学方法对处于非主流地位的医疗系统及相关人群的行为、观念及其社会环境的研究。本学科特点是作为中医药或民族医药"原住民"发声(参照前文,不赘述)。

二、中医临床体质人类学研究

这是医学人类学的一个特殊领域,集中关注中医药及民族医药诊疗活动,以期通过人类学方法及途径解决临床难题,特别是应用医学人类学成果为中医临床服务,这在中医走向世界的今天特别必要,因为体质人类学方法能为中医临床建立针对不同人种的"国别诊疗方法",帮助我们认识其他地区居民发现的"中医知识"(如穴位的新疗效)。研究者同时也是中医临床工作者,人类学视角可以帮助他们观察自己习以为常的临床观念及行为,发挥他们的想象力与创造力,发明新疗法,建立新型的医患关系。

三、对西学中医、现代中医及生物医学的人类学研究

这是原中医人类学重点学科已有的内容,现将其集中为本学科的一个方向。如前所述,在这个方向的研究中,中医及民族医学成为人类学研究的主体而不是习惯上的研究对象。包括以下3个方面的研究内容。

(一)对"地理他者"的研究

即域外中医学特别是西学中医的研究,后者是西方居民根据中医经典、借助当地文

化资源、为满足当地需求而创造的"中医学"。以中国本土中医学的观念、形态作为正常值,通过实地田野去发现西学中医的新形态,观察它与当地社会文化环境的吻合度、它对当地居民的意义,建立宽容、理解、欣赏异域中医学的"大国心态",丰富国内中医学理论和实践。在翔实的人类学资料及研究成果支撑下,设计如何通过西学中医学从业者更好地讲中国故事、传播中国文化。

(二) 对"时间他者"的研究

即现代中医学的研究。以古代中医为参照系,凸显新文化运动以后中医学"现代化"的他者性,即哲学、医理、诊疗技术、传授方式、机构格局等随新社会发展变迁后与中医学自身逻辑的扭曲,科学主义及现代工业思维对中医学发展的影响。

(三) 对"医学系统他者"的研究

即其他医学(特别是生物医学)的研究。以中医学系统为正常值,以人类学方法去观察、研究其他医学系统。可以是与民族医药系统或域外替代医学(如顺势疗法、正骨疗法等)互视。说"互视"是因为它们原本都是经典的人类学研究对象,在这里依次成为主体去研究对方;此举将大大丰富人类学研究的想象力和创造力。更可以将西方生物医学当作自己的他者,从世界观、方法论及临床诊疗技术3个层次对原本的主流医学"金科玉律"发问。此举将从根本上树立中医及民族医药的正当性、合理性,其对人类学界造成的影响将不亚于"女性人类学",而其对当前主流生物医学界的震荡尤甚。

(四) 成功案例

1. 西药中医化 自从西医全球化以来,包括中国在内的各地民族医药逐渐趋于边缘化地位。主流学界一般思考如何将后者纳入"科学"体系,并视此为一种"进步"。中药西药化则是该思潮后果的典型体现。研究者力图将中药从中医"四气五味"体系中剥离出来,以"有效成分""作用靶点"来完成其科学性合理化。但从人类学角度看,这正是文化中心主义的表现:以某种特定的世界观(古希腊哲学原子论)及派生的方法论(实证实验法)去判断另一个语境中的知识现象(中医中药)。

不过在西医东渐的早期,中国社会尚未"全盘西化",当时的中医学从业者就曾设想过中西汇通,将西药(如石膏、青霉素等)融进中医学体系。这与中医自古吸纳舶来品药材的传统一脉相承。可惜这些早期努力被淹没在随后的中医科学化、中药西药化大潮中。

20世纪80年代起,中医学界有人重新研究西药中用,其中佼佼者当属中医科学院中药研究所岳凤先教授。他自1982年起连续发表有关《试论西药中药化》等系列文章,引发观念革命。一批中医学临床医师开始着手实践,比如以中医学、中药理论规范抗生素的"四气五味""归经"等,指导临床使用,提高其疗效、降低不良反应。这些学者未必经过人类学训练,也不会意识到自己的探索在临床医学以外的意义,却不经意地完成了一次中医人类学的革命性研究,值得本学科作为今后有目的、有系统的一个研究方向。

2. 独龙族纹面研究 国内外对境内少数民族风俗及医药的人类学研究,一般沿用旧模式,即首先将白人、男性、中产阶级世界观、价值观即审美旨趣作为正常值,去发现与此相异的"他者",然后以整体观、文化相对论及"客位-主位转换"来将此他者合理化。这些研究始终采用同一个"中心-边缘"模式,即以西方社会作为中心,对其他人群生活观念及方式进行解读,具体到医疗观念、行为,则是西方生物医学中心对前工业医疗、非西方医学(包括中医学)及西方替代医疗的解读。

云南中医药大学学者侯宾等对独龙族纹面习俗的研究却未沿袭旧模式。他们从中医学经络学说出发,查验纹面线条与面部经络走向的吻合度,提出独龙族妇女健康状况与纹面习俗的相关性假说,将一个从生物医学角度看来无疑的他者的陋习(创伤、感染、染料毒性)合理化。侯宾等学者的假说有待进一步研究证实,但他们也许没意识到自己在医学人类学领域的重大创新,即第一次打破"中心-边缘"研究模式,将本来属于"他者"、需要由生物医学中心来解读的中医经络学说作为合理化另一个"他者"(独龙族纹面习俗)的标准。这一方面显示了中医在人类学研究中的主体性,一方面开拓了"边缘-边缘"研究模式,是本学科另一个很有前途的方向。

第五节 西学中医研究

西学中医是后现代西方社会的独特现象,笔者及所创云南中医药大学中医西学研究院对此已进行了30余年的人类学研究,每年实地田野调查达180天/人,范围包括法国、英国、美国、德国、西班牙、葡萄牙等国,收集相关文物5 000余件,建立了中医西学博物馆及资料库。西学中医是中医人类学学科中最成熟的研究方向。

一、西学中医与人类学

"西学中医"特指欧洲、北美居民在与中国基本隔绝的情况下,根据中医经典医籍的描述所阐发的一类理论、技能,以及传承、传播系统。由于中医学的文化内涵、中西文化差异,以及现代与后现代思潮对传统文化的解读,西学中医除了临床功能外,对西方居民更具有文化功能。因此,特别值得社会科学家,尤其是中国社会科学家关注。西学中医符合汉学定义,可视为西方文化的一部分,故相对于中国是一个"文化他者",特别适合用人类学方法研究。

人类学实地田野调查证明,自20世纪初从法国开始出现一批独特的"中医",是当地居民根据传统中医学理论模板,利用自己的文化资源,顺应当地的社会需求重塑而成的;其形态、传播方式及社会意义均不同于国内中医学,故称其为"西学中医"。此类"中医"已在西方自我传承了80余年,典型的有法国针灸协会(AFA,其下又有古典推拿分会)、法国中医学派(又可分为甲骨文派及天文派)、法国中国能量学习发展协会(IDEES)、法国仁表针灸学派(SFERE)、英国利明顿五行针灸学派、英国天干地支针灸学派、西班牙

"天字"中医学派等。其共同特点是将中国传统文化元素浓缩、夸张甚至重塑,完全不同于我们意料中的"科学化""现代化""西医化",其"中国化"的程度甚至超过国内体制内中医——中国移民中医师及西方来华学习者的母本。而这些中国元素的组合及应用又出自西方居民自己的想象与创造,相对于中国居民及所习惯的中医是一个另类的"他者",比我们自鸦片战争以来所熟知的"西方他者"更古怪,会引起惊诧、不解乃至反感,这就凸显了人类学研究的意义:①唯有人类学实地田野调查才能发现这类西学中医的"他者"性,之前国内学者或者全然不知西学中医的存在,或者将它当作和中国移民中医、来华学习中医后的西方人一样,只是国内中医的复制品。②唯有以人类学的整体眼光才能将西学中医放回其发生、发展的环境中去研究,发现两者间的文化吻合度。③唯有人类学的文化相对论理念及"客位向主位转变"的努力,才能从被研究者的角度,体会西学中医对他们的价值和意义。如此,原来怪异的"他者"获得了合理性、正当性,原来中西方居民在此问题上的"反向"文化冲突(中国居民觉得西学中医"传统"得过分乃至"异端",而西方居民觉得自己才真正悟到中国古人真谛、中国中医则太"西化"了)得以化解。

由此可见,没有在西方社会实地的人类学调查,西学中医就难以被发现,也不会被正确解读、正确对待。这也应该成为国内海外社科研究的借鉴。以人类学方法研究西方社会本土中医,不经意间填补了一项人类学研究空白,即人类学西方社会研究。

二、西学中医与人类学西方社会研究

人类学产生于西方,又在西方最为发达;但西方社会恰恰是最少被人类学家研究的。原因就在于人类学的西方出身及"异文化"研究旨趣:西方学者一直将非西方社会当作自己理想的"他者"来研究。诡异的是,当这门学问传到中国,中国的人类学家们也沿袭西方学者的"口味",研究中国乡村、中国少数民族,而不关心自己真正的"他者"西方社会。一百多年后的今天,中国人类学界终于开始谈论"海外研究",但绝大多数话题还局限在跨境民族、东南亚、非洲、拉丁美洲这些传统的西方人类学研究领域,即便触及欧洲、北美,也大多是其边缘社会及文化(移民、贫民、吸毒者、同性恋者等)。2010年,笔者在中央民族大学做过一次讲座,题目是"王冠之钻":大意是如果将海外人类学研究比作整个中国人类学之冠,那么西方社会研究,尤其是西方主流社会研究则是王冠上的钻石:它最难摘取,同时也最有价值。对西学中医人类学研究的成功经验、方法,正可以引导中国人类学界对西方社会主流文化开展大规模的、系统的研究,从伦理学、方法论及田野技术等方面完善现有人类学体系,最终建立独立的人类学西方社会研究学科。

三、西学中医与汉学及汉学研究

西学中医的发现,令今天的中国居民受到自鸦片战争以来又一次更严峻的挑战:因为我们面对的,已经不再是200年前的西方物质、精神文化,而是被"西化"(更准确地讲是西式的"过中国化")后自己的文化。我们今天已经被迫或主动地"全盘西化"了的肠胃还能消化这种同样是来自西方的、但口味奇特的"中医""中华文化"吗?还能与其"美美与共"吗?

有一个先例也许能帮助我们咽下这枚"苦果",这就是汉学及汉学研究之间的良性互动。东西方200年前碰撞的结果是中国传统社会开始解体进入"现代化",同时,在西方催生了"汉学",其关注的恰恰是"现代化"前的中国传统社会。令人吃惊的是,正是西方汉学改变了中国原有的"国学"研究体系,后者也按照"现代知识体系"重新整理排列有关中国的文献,并采用"科学"话语研究。今天的中国国学界,与西方汉学界一起讨论"中国问题",可谓和而不同、美美与共的典范。更令人吃惊的是,国内一批学者开始研究汉学,把西方汉学家明显的"误读"甚至"偏见"当作其根据文化背景所作出的特殊解读,还赋予其合理性、正当性。以此为例,我们可以将"西学中医"看作西方汉学的一个特殊领域。如此,西学中医则属于与后者一样的西方知识,中国居民特别是国内中医界便可心平气和地容忍它、研究它,甚至欣赏它。能把西学中医当作西方汉学特殊领域的理由是:医乃"方术",道之应用,虽列"末技",终属国学;西方人对此的研究、应用即属"汉学";西方汉学家介入中医翻译、教学乃至亲自临床实践;西学中医师大多热衷汉学研究,其中一部分甚至成为汉学家。

如此,对西学中医的研究也自然属于广义的"汉学研究",可借助国内该领域研究成果及经验,消除国内中医与西学中医间的误解、蔑视和敌意,建立国内中医界理解、善待西学中医的基础。而对西学中医的研究,也将为汉学研究开辟新内容、新方法、新视野,特别是引入人类学田野调查,会补充原有文本研究的不足:汉学家的著作撰写与发表是一回事,它们如何影响当地读者又是一回事。因此,把西学中医视为西方汉学类的"西方知识",看起来是拱手让出"话语权",其实是通过"与"将其当作自己的文化"他者",因而"取"得了人类学研究及汉学研究真正的话语权。同时,睿智地避免了无谓的两类中医"真伪"之争:既然是两种不同的知识体系,就不存在"老子""儿子"之争,而是"兄弟",可互通有无。

西学中医的汉学意义乃中医传播海外之独有,正可利用其"正能量",希望国内外汉学界、海外汉学研究界加强合作。我们当然知道这样的观点会引起一些人的不快,比如移民西方的中医从业者:将西学中医"扶正"与国内中医平起平坐,无疑削弱了他们的行业竞争力。而最不满的却可能会是西学中医从业者:将他们的"中医"看成"海外汉学"、看成"西方知识",是对他们信念的打击——他们从未怀疑过自己(或自己的师父)通过解读中医经典得出的一整套理论、技法是正统的、真正的"中国知识"。

四、西学中医与中华文化传播

通过以上描述,我们知道西学中医从业者对中国文化有浓厚兴趣,甚至颇有造诣,其相关知识的传统性、经典性甚至超过自20世纪70年代起移民西方的中国中医从业者，当然也超过曾来中国的中医院校学习的西方从业者。这与国内学界惯常以为的中医学文化"淡化"论正相反，值得我们注意。特别是在今天，随着中华文化海外传播在西方社会遭遇的瓶颈，西学中医可以成为中国文化传播的优良载体，凸显其特殊的意义：中医学在西方本土化的经验是中国文化整体在西方传播的缩影，通过观察、理解这种特殊形式，就能在传播战略观念与方法上获得启示，化解与西方的文化冲突，为文明交流互动开创建设性途径。

西学中医特别注重中国传统文化，在文化传播中以健康这一普世性价值为切入点，传播者与受众又同属西方社会，这种传播方式并未引起反感与冲突，优势显而易见。需要讨论的是，这种经过西方居民解读后新创的"中国文化"，还是不是中国文化？中国居民在这种"中国文化"的传播中，"话语权"何在？显然，西学中医是当地居民根据自己的需求，利用自己的文化资源对中国文化模板进行筛选、浓缩、夸张甚至重建后形成的，并非消极的传播，因此不可能是"原汁原味"的；但我们不能简单地认为西学中医及传播的"中国文化"异端或落后。首先，由于获取中医模板的年代与地区的原因，今天的西学中医很可能包含某些古老中医学的成分。因此，西学中医及文化传统在某些方面可能比目前中国的中医更为"正统"。其次，虽然西学中医将中医及文化的某些部分简化乃至忽略，但在中医学经典基础上又将另一些部分发展。因此"西学中医"从业者对中华文化的某些解读可能更深刻。即便是其中那些由于对东方的想象，甚至由于无知产生的杜撰、误读，也更适合他们本国人的口味、可能更满足后者的需求。德国康斯坦斯大学姚斯（H. R. Jauss）的"接受理论"可令我们受到启发。该观点强调"接受者"的重要性：只有经过读者的阅读，作品才获得了价值和意义。因此，不管是哪一种文化产品，当它被传递给接收者时，决定它命运的是接收者的反应。中华文化必须被"阅读"、被"改造"，形成它的"西方形态"，才具备对西方居民的价值和意义而被后者接受。这种由西方居民选择、阅读、重塑、接受的"被动传播"方式，很有可能是中华文化在西方传播的最有效方式。中国社会科学院赵汀阳先生指出，人与某种文化事实的关系必定是：①如果一种文化事实（如权力、权利或保密知识等）在存在论意义上是能够被独占的，而且一旦被分享就会贬值甚至完全失去价值，那么人们将试图独占它；②如果一种文化事实（如语言、价值观、制度和时尚等）在存在论意义上没有可能被独占而不得不被分享，那么人们将使用它去占有或支配他人的心灵。如果说中医学的技能（理法方药）部分属于第一类能被独占的文化事实（比如，愈演愈烈的中医知识产权之争），那其所承载的中华文化则是不得不分享的第二类文化事实，中华文化似乎就是要去"占有或支配他人的心灵"。

西学中医的创始人及追随者主动学习中国传统文化，以独特的内容及方式被"占有或支配"，并以同样的方式去"占有或支配"同胞的心灵，而且完成对自己文化的社会批判（在他们的中医学讲座或课堂上，西医、理性、科学、工业化等变成了西方文化"低级""落后"的标志）。在这个过程中，西方居民借助中医学重塑的中国文化，非但没有因为"他者性"变成西方"自我"的敌对面,反而自然地实现了赵汀阳等中外学者主张的"积极的跨文化交通,称作互动知识(reciprocal knowledge)",即"他者文化必须能够成为一个创造性的源泉而导致自身文化的重新创作"。从这个意义上讲,西方人可以"讲好中国故事",而且可以比中国人讲得更好;因为这是在西方讲"中国故事",西方人更了解本国同胞想听什么、哪些故事对他们更有意义。由此看来,让西方人间接地传播中国文化,应该比中国人直接传播更有效,而且不会引起文化冲突。

其实,西学中医研究成果最有意义之处,应该是促使我们思考文化传播的心态、目的及方法,至少能够有以下几点启示:①应该从西方居民的角度,理解中医学及文化对他们的意义,包括"无知""误读"在新语境中的优势,防止文化中心主义;②中医学及文化应该是促进人类(包括西方居民)创造力、想象力的源泉,摈弃宗教激进主义;③中医学及文化不应被视为国际角力的棋子,远离冷战思维;④中医学及文化传播的目的不是征服(这对西方社会也根本做不到),应该是使当地居民获益,不走殖民主义老路。

在此理念指导下,重新审视"软实力""原汁原味""文化持有者"等国内学界在文化传播研究中习以为常的语句,也许别有一番滋味。的确,西学中医与国内中医学形态迥异,其所承载的"中国文化"也会使今天国内居民诧异甚至反感。视其为异端、对手,还是"和而不同""美美与共"? 这关系到文化传播的理念及效果。

西学中医应该被视为中国文化在西方成功传播的一个缩影,提示中华文化海外传播的多样性及新途径,表明温和、被动、间接的文化传播更能为西方居民接受,因而也更持久,更具建设性;对西学中医研究的成果,将对我国文化传播战略有指导作用。其实,如果我们的格调高一点、眼光远一点,不仅把中医学当作国家文化传播战略的载体,而是通过对西学中医的研究,创立不同文明相互交流的中国模式,从根本上解除亨廷顿"文明冲突"的魔咒。

五、西学中医的社会学意义

中医学极大地丰富了西方社会居民对不可能事物的想象,后者以自己平庸生活的反面创造出理想化的西学中医,成为解除西方后现代社会焦虑的良方及批判理性化、工业化弊端的利器;可以说"西学中医"的社会角色和文化功能及对居民的意义与中医在其发源地——中国社会的角色、功能及意义已经大不相同。笔者在西方的田野调查中,几乎所有的被访谈者都用"神启"一词来描述他们接触中医时所受的震撼,都认为从那一时刻起自己的生活有了新的意义,对世界、对自己的看法有了根本的改变。我们的参与性观察也发现大多数西学中医从业者不屑于物质追求与感官享受,他们的生命在哲学、文化、精神乃至宗教层面因学习中医而得到升华。在越来越多的个人生活得到升华、净化的同时,整体的西方文化与社会当然也得到改良;这种改良不同于西医东传在中国引起的社会动荡(包括延续至今的中西医之争),而属于和风细雨、沁人心脾的变化,因此纯粹是

"正能量"。

中医学在西方社会显现的社会意义是其与当地文化资源结合、碰撞后产生的,属于"西方本土特产";而这一成品正随着西学中医的"反哺"开始影响中国社会。一批体制外中医从业者积极学习、引进西学中医,他们在惊叹西学中医从业者虔诚、执着的同时,重新发现传统中医学及古老文化的价值,反思工业化、商业化对自己生活、生命的异化;这批中国的"西学中医"者正在成为社会风气净化的"前锋",对此现象的社会学研究刚刚开始,前景看好。"大医医国"这一远古中国智者的理想,正通过"西学中医"得到体现。

第六节 我国中医人类学的发展方向

如上所述,中医人类学因其独特的研究视角、研究思路、研究对象及研究目的,应该成为独立的学科,而在国内它一直受到中医文化学及医学人类学的遮蔽。现在建立学科、设立学位点,有利培养高等专门人才。而将学科、学位点设在中医学院校,则保证了中医学的"原住民话语"及研究主体地位,具有特殊意义。另外,中国人类学界的研究对象正在逐渐由本土转向海外西方社会,本学科对西方本土化中医的研究可在方法论、伦理学及田野技术等方面引领新潮流。

中医相对于西医,其人文、社会、文化因素对临床活动尤其重要。人类学的整体观、文化相对论、田野调查方法等将对中医学业者、患者的观念、行为从不同角度、不同深度进行解读,其成果将改善中医学临床活动,特别是中医临床体质人类学研究。将根据不同人种设计有针对性的诊疗技术,改变目前的标准化流程,满足个体临床需要,对中医学"走出去"尤为重要。

随着中医学的"国际热",来华外国学生逐年增加;他们的文化背景不同,更需要中医人类学研究来设计不同的、有针对性的教学方案。

中医学在海外的传播方兴未艾,在研究的深度和广度上对学科提出了并正在进行着更高、更新的要求,本学科所得成果能直接促进中医学国际化;国家"文化走出去"长期战略需要本学科研究成果作为支撑,本学科的前期成果已经促成国家汉办国际(西学)中医文化推广研究基地的诞生,已经通过西学中医汉文化巡讲团将研究成果转化为社会效益。

中医现代化困难重重,亟须引入新视角、新方法、新理念;这正是中医人类学研究的用武之地;同时,民族医药的出路未必是科学化,其多元化发展前景更为远大,本学科的中医与民族医学之间人类学的"互视"性研究,必将为中医现代化提供想象力、创造力。

到目前为止,云南中医药大学设立了全国唯一一个中医人类学硕士点,毕业生不仅可以进入各类各级研究机构继续深造,进入各类各级学校任教,还可以进入各类各级医院、社区医疗服务中心等医疗机构从事医学工作,特别是发展民族医药。另外,随着中医课程在孔子学院的推广,中医人类学毕业生可担任志愿者培训工作,乃至被派遣至各国,运用中医人类学知识,更好地传播中国文化。可以想见这部分的需求会越来越大,设立中医人类学专业点保证了相关专业高端人才,就业更有保障。同时,本学科也将满足国外留学生在中医学领域的多元化深造。

中医人类学是对人类学及医学人类学从理念到方法的创新,更是对民族医药的发掘与提升。通过学科及学位点设立,培育中医人类学方向科技领军人物和相对稳定的高水平中医人类学研究专门人才,促进东西方学术的交融与互补,探索一条具有中国特色的中医人类学道路。同时加强已有的中医西学研究及成果的社会效益转化,通过中医人类学为中国文化走出去战略提供新理念、新方法、新途径。

(贺 霆)

第八章 法医人类学

法医人类学(forensic anthropology)是体质人类学应用于法医学领域的一门学科,与案件的侦查、诉讼关系密切,也是法医科学的一个重要分支学科。

第一节 法医人类学概述

一、法医人类学的概念

法医人类学是以医学为基础,应用人类学的理论和方法,解决司法审判工作中与骨骼、牙齿、毛发等有关的个体识别问题,为案件的侦查提供线索,为案件的审判提供证据的一门应用学科。

法医人类学工作的对象包括骨骼、骨骼残片、牙齿、毛发及人像等。法医人类学的工作中心是通过对案件或灾难现场发现的检材进行个体识别。例如,骨骼的种属鉴定,即确定骨骼是否为人类骨骼或其他动物的骨骼;骨骼的种族鉴定,即确定骨骼属于白种人、黑种人还是黄种人;骨骼的年龄、性别及身高鉴定;骨骼容貌特征的识别,即容貌复原和颅相重合;牙齿和毛发的检验;面貌的识别,即照片面像,包括录像资料和影像资料及个体相互关系的认定等。

法医人类学所涉及的案件有灾难遇害者的身源认定,如飞行事故、火灾、重大爆炸案等,无名尸案及白骨案"受害者"的身源认定等。碎尸块的身源认定,骨残片及毛发的鉴定。骨骼及X线片的年龄、性别、身高推断及个体识别。影像资料中个体的身源识别等。虽然传统的法医人类学主要涉及死亡个体的法医学鉴定,但随着社会发展的多元化,法医人类学也涉及活体的法医学鉴定,如人像鉴定、青少年的年龄鉴定等。

二、法医人类学的发展

人体解剖学、体质人类学的发展及人类社会对法治建设的需求,为法医人类学科学的诞生和发展提供了基础。战国时代(约公元前475年)的医学著作《内经·灵枢》的"骨度篇"中,就有骨骼尺寸的论述。南宋法医学家宋慈所著的《洗冤集录》(1247年)一书中,详细记载了全身骨骼的名称、数目和形状。在我国近代的法医学专著中,对于骨骼的鉴定已有专门的描述。陈世贤编著的《法医骨学》(1980年)是国内最早的关于骨骼个体识别的专著。随后,其他法医人类学相关的专著也相继出版,如《人体测量方法》(吴汝康等,1983)和《人体测量手册》(邵象清,1985)。随着我国法医学科的发展,骨骼检验的方法也写入法医学教材。1999年,法医学专业本科生教材《法医人类学》正式出版。这些专著和书籍的出版,极大地完善了我国法医人类学人才培养的教材体系。

在美国,法医人类学大致经历了3个阶段的发展,包括形成期(1800s—1938)、发展期(1939—1971)和现代法医人类学时期(1972—)。早在19世纪,几个著名的案件均要求人类骨骼的鉴定,如帕克曼(Parkman)谋杀案(1849年)和勒特格特(Luetgert)杀妻案(1897年),标志着法医人类学的开端。德怀特(T. Dwight,1843—1911)被认为是美国法医人类学之父,1878年,德怀特发表的《人类骨骼鉴定的法医学研究》(*Forensic Study on the Identification of Human Bones*)是体质人类学应用于法医学领域的先期实践。克罗格曼(W. M. Krogman,1903—1987)在1939年发表的《人类骨骼鉴定指南》(*Guide to the Identification of Human Bones*)及在1962年出版的《法医学中的人类骨骼》(*Human Bones in Forensic Science*)推动了法医人类学的发展。1972年,美国法医科学学会体质人类学分会成立,标志着现代法医人类学的开端。

随着科学技术的发展,影像学技术、计算机技术、分子生物学技术等方法逐渐应用于法医人类学领域,提高个体识别技术鉴定结果的可靠性,推动了法医人类学的发展。

三、法医人类学常用的研究方法

法医人类学作为体质人类学的分支学科,应用性强,工作范围及研究领域广泛,与很多学科交义,鉴定过程中常涉及人类骨骼生长发育、骨骼的挖掘、收集、修复方法、解剖学、组织学、齿科学等,也常涉及国家法律法规。因此,法医人类学的研究需要多方面的综合知识和技能,尽可能了解相关学科的内容,有助于提高法医人类学鉴定的水平,增加所发现生物检材作为物证的可信度。

骨骼的测量是体质人类学的基本方法,通过协定规范骨骼测量方法,使得不同的检测结果具有可比性。譬如,在颅骨的测量过程中,把颅骨放在公认正确的位置才能进行测量。这个特定的位置即耳眼平面(ohr augen ebene, OAE),这是1884年人类学家在德国法兰克福召开会议时确定的,故又称为法兰克福平面(Frankfurt horizontal plane, FH)。耳眼平面是指将颅骨左、右侧外耳门上缘点和左侧眶下点三点确定的平面。如左侧眶下缘破坏,则采用右侧眶下点替代。早在1941年,德国人类学家就出版了《人类教科书》(*Lehrbuch der Anthropologie*),其后经过多次修订,系统介绍了人体测量方法,并被各国人类学家广泛采用。

在法医人类学实践中,根据骨骼形态特征,对骨骼检材及样本的形态进行比对,推定骨骼的种属、种族、年龄、性别、身高等,其主要原理是应用解剖学、组织学及人体测量学的方法对骨骼及骨骼残片进行个体识别。骨骼形态学特征被破坏时,要根据考古学的方法、对检材进行修复,然后对修复完整的检材进行鉴定。形态学比较鉴定,可以用典型的骨骼标本与现场发现的检材进行比较而得出结论,也可以通过间接比较的方法进行鉴定而得出结论。例如,用判别分析的方法确定骨骼的性别,用回归分析的方法确定骨骼的年龄及身高等。之所以将用统计学方法建立的骨骼个体识别技术称为形态学比较方法,是因为这些方法是以大量的已知年龄、性别、身高等生前确切资料的骨骼标本为基础,进行观察、测量和统计分析而建立的。

在法医人类学研究中,通过对骨骼的形态学观察及测量建立骨骼个体识别的方法仍然是研究热点。例如,人类骨骼的地域特征,骨骼种族的鉴定方法等,都有待进一步的研究。在骨骼的形态学研究中,人体测量学是理论基础,统计学技术是重要工具。法医人类学的观察和测量的对象包括活体、尸体及骨骼。法医工作者在鉴定过程中,最常遇到的是对骨骼的性别、年龄、身高等的鉴定。只有运用统一的测量方法,其不同的研究结果间才有可比性。

第二节 骨骼的法医人类学鉴定

在案件现场发现的尸骸、骨骼和骨骼残片等,需要结合法医现场学、法医病理学、法医人类学等多个学科内容,对案件现场进行重建、对案件的发生时间、个体的死亡原因和死亡方式等做出综合推断,为案件的侦查提供线索。对于骨骼的法医人类学鉴定,一般要对白骨化时间、骨骼种属、骨骼种族、骨骼的性别、骨骼的年龄、骨骼的身高及相关的个体识别进行鉴定和推断,帮助个体身源的认定。

一、骨骼白骨化时间推断

在法医人类学实践中,许多情况下需要做的第一步工作是确定尸体白骨化的时间。尸体白骨化时间的推断(estimation time of skeletonization)对于确定死者大致的死亡时间、案发时间等都具有十分重要的意义。尸体白骨化受到多种因素的影响,确定尸体白骨化时间是十分复杂的。例如,尸体放置的环境情况、尸体的接触条件等。不同季节死亡的个体及尸体上有无伤痕,尸体白骨化的过程都不同。由于尸体白骨化的过程极为复杂,尸体白骨化的推断难度较大。尸体白骨化的时间推断,与案件的侦查关系密切,在一些国家已经开展了利用田野调查来研究尸体在不同条件下的分解与腐败过程的规律。常用的尸体白骨化推断方法有利用昆虫的生长发育分期、测量紫外荧光相对密度等来进行死亡时间的推断。

二、骨骼的种属鉴定

在刑事案件中,犯罪嫌疑人为逃避打击,经常会毁尸灭迹,他们会将受害人的尸骨抛撒在荒郊野外,甚至进行掩埋。案件侦破后,公安机关会在犯罪嫌疑人指认的地点寻找证据。这样在犯罪现场经常会搜集到很多骨骼或骨骼残片,于是就需要从发现的骨骼中找到受害人的骨骼。另外,在劳动生产或建设施工对某处进行挖掘作业的过程中,可能会挖出一些骨骼或骨骼残片,也需要确认其是动物骨骼还是人类骨骼。对于这类骨骼的种属特性的鉴定,称为骨骼的种属鉴定(comparative anatomy),目的为确定其是否为人类骨骼。

人类骨骼与动物骨骼相比在形态上存在巨大差异。但从进化的角度来看,两者之间又存在紧密的联系。不同动物的生活环境不同,类似部位的人类骨骼与动物骨骼要完成的功能不同,形态结构也发生相应的改变。因此,人类骨骼与动物骨骼在形态学上和组织学上都存在明显的不同。但是,对于一小块或一小段骨骼残片,要区分是人类骨骼还是动物骨骼是有困难的。在杀人焚尸案中,骨骼DNA检验常受到客观条件的限制,法医人类学检验常成为案件侦审的关键。可以通过骨骼的外部形态确定骨骼的损伤情况及处置方法,进一步通过人类骨骼的特征判断是否属于人类的骨骼。必要时,可以进一步进行人类骨骼的组织学鉴定,确定是否是人类骨骼。

对于案件现场的人类骨骼,一般还需要判断是来自一人的骨骼,还是来自多人的骨骼,这对于确定受害者数量来说非常重要。要判断骨骼来自一人还是多人,首先可以检测骨骼数量是否齐全、有无重复,同时需要考虑到多指(趾)、婴幼儿骨骼尚未骨性连接等情况。结合骨骼的大小、形态特征及相互连接的吻合情况,判定是来自一人还是来自多人的骨骼。对一些特殊的情况,可以借助骨骼的性别、年龄、身高鉴定对骨骼进行分析和分类,提高检测结果的可靠性。

三、骨骼的种族鉴定

骨骼的种族鉴定是考古学、法医人类学等领域的重要内容,对个体身份的确定具有重要意义。在移民国家发现白骨化的尸骨,骨骼的种族鉴定是必须进行的工作。随着我国经济的发展和国际交流的增多,各种刑事与民事案件的表现方式日趋复杂,关于骨骼种族鉴定的案件也在增加。体质人类学研究表明,不同种族人群的骨骼外部形态存在差异,这是法医人类学家进行骨骼种族鉴定的客观基础。常用的骨骼如颅骨、椎骨、长骨等。通过骨骼鉴别来判断性别、身高、年龄等个人信息,同时也需要注意鉴别骨骼的种族特征。不同种族在这些个人信息中都可能具有不同的特点。

在漫长的人类社会进化发展过程中,由于自然环境和社会因素的共同作用,形成了不同人种。人种学或种族人类学,是研究人类种族的起源、演变、分布及体质特征,探讨不同种族的生活条件及自然环境之间关系的学科。人种是指那些在体质形态和遗传特征上具有某些共同性且可以区分于其他人群的人群。民族是指人民在历史上和一定区域内形成的稳定群体,该群体成员具有共同的语言、文化、传统、历史、经济生活、习惯、心理特点及民族意识。民族是以社会文化属性界定的,而种族是以自然生物属性界定的,一个民族可以包括多个种族,一个种族也可以包含多个民族。

各人种的体质形态一般来说与他们的生活环境是相适应的,根据人种的自然体质特征,目前世界上各人种的分类以人的形态体质特征及遗传性状为依据,在国际人类学界,最为广泛的分类方法是三分法或四分法。三分法是将人类分为蒙古人种(又称亚美人种)、欧罗巴人种(又称白色人种、欧亚人种或高加索人种)及尼格罗-澳大利亚人种(Negrillo Australian race,又称黑色人种或赤道人种)。四分法是将澳大利亚人种和尼格罗人种分开,前者又称为棕色人种或大洋洲人种。

蒙古人种也称为黄色人种或亚美人种,主要分布于东亚、东南亚、中亚细亚、西伯利亚和美洲等地。主要特征有:皮肤颜色由浅至深存在一系列变化,中间色为黄色。头发比较粗硬,绝大多数为直发,胡须少或极少,体毛不发达。面部扁平状,颧骨明显突出,脸部宽大,扁平。眼裂比较狭窄,眼外角一般明显高于眼内角。虹膜的颜色多呈深褐色或黑色。鼻宽中等,鼻根部通常较低或中等。唇厚度中等,多为凸唇形。根据体质差异,蒙古人种可分为北亚人种、南亚人种、东北亚人种和美洲人种。

欧罗巴人种又称为白色人种、欧亚人种或高加索人种。在欧洲殖民扩张以前,主要分布在欧洲、西亚、北非和南亚次大陆的北部地区,在美洲和大西洋的人口中占有很大比例。北欧地区的人群有相当浅的肤色,而南亚的印度人和北非的埃及人其肤色很深。虹膜颜色变化范围较大,有蓝色、灰色、浅绿色等,也有黑褐色等深色色调者。成年人中缺乏内眦皱褶,上眼睑皱褶欠发达,发型多为波形发或直发,质地较细软,发色的变化范围也很大,从很浅的金黄色、亚麻色、灰色到较深的火红色和黑色等,各种毛发色调的人都占一定的比例。胡须和体毛均很发达,嘴唇较薄,口裂宽度较小,多为正唇形和正颌型,鼻根很高,鼻部显著向前突出,鼻孔的纵径明显大于横径,眼眶略显凹陷,颧骨不突出,面部扁平度较小。根据他们的体质特征,欧罗巴人种又可以分为大西洋-波罗的海(北欧)人种、印度地中海人种、中欧人种、白海-波罗的海人种、巴尔干-高加索人种。

尼格罗-澳大利亚人种主要分布在旧大陆回归线以南,包括撒哈拉以南的非洲地区、南亚次大陆的南部、澳大利亚、太平洋和东南亚等地区的一些岛屿。尼格罗-澳大利亚人种肤色很深,多呈暗黑色、黑暗色、红褐色等深色调,但在非洲的布须曼人肤色较浅;发色为黑色,发型为波形或卷发;虹膜为黑褐色,眼裂很大;鼻形较宽,鼻根低矮或中等,鼻突度大,鼻孔的横径大于纵径;嘴唇很厚,向前突出并外翻,口裂的宽度较大。尼格罗-澳大利亚人种包含许多亚种,主要有澳大利亚人种、维达人种、美拉尼西亚人种、尼格利陀人种、尼格罗人种、尼格列罗人种和布须曼人种。按照四分法分类原则,则澳大利亚人种、维达人种、美拉尼西亚人种、尼格利陀人种等被评定为棕色人种,尼格罗人种、尼格列罗人种和布须曼人种等被列为黑色人种。

过渡人种是指三大主要人种分支以外的混血性质的人种类型。过渡人种的群体中常出现两个或两个以上人种的混合性状,很难将他们明确归纳为三大人种中的任何一种。过渡人种形成的原因复杂,与地球上的地理环境、隔离、混合和社会文化等因素有关。过渡人种包括千岛人种、波利尼西亚人种、南西伯利亚人种、乌拉尔人种、埃塞俄比亚人种和南印度人种等。

四、骨骼的性别鉴定

成年男性和女性的骨骼形态结构基本相似,但是在一些部位却存在着形态、大小或粗壮程度的差异,这些差异对于区分男女性别有着决定性意义。从形态学上,男性骨骼比女性的要长、大、粗壮、厚重。由于男性肌肉较发达,对骨骼进行牵拉或挤压,引起骨骼表面比较粗糙,并且有比较明显的突起。女性骨骼相对比较短小、轻薄、纤细、骨骼表面比较光滑。在大量的骨骼材料中,对于性别特征显著的骨骼进行性别鉴定并不难。然而对于一些男女性差异比较小的骨骼,形态特征上处于男女两性变异范畴的重叠部分就难以分辨,需要结合其他部位的骨骼,如四肢骨、胸骨、锁骨、椎骨等,以提高鉴定的准确性。另外,骨骼的发育和生长受到多种因素的影响,如遗传、种族、营养、运动等,一些个体骨骼的形态学特征会介于男女之间,不易推断和判定其性别。未成年个体的骨骼的性别比成年个体的骨骼的性别更难辨认。

性别鉴定主要依靠骨盆、颅骨和下颌骨,同时将椎骨、胸骨、四肢骨等作为辅助鉴定材料,其中又以盆骨的性别差异最为明显。一般来说,从骨骼确定性别,未附有下颌骨的颅骨,一般有80%的可以确定性别,如带有下颌骨,可以达到90%以上,如再结合其他骨骼,特别是骨盆,则可以达到95%以上。

五、根据骨骼推断年龄

在法医工作中,需要对碎尸、高度腐败、杀人焚尸等疑难案件和重大灾难事故中的尸骸进行技术鉴定。由于机体完整性和软组织受到严重破坏和损毁,凭借骨骼来推断个体的年龄是个体识别中非常重要的工作,可以缩小案件的排查范围,帮助案件证据之间的相互证实。人体骨骼在发育过程中,骨化首先发生于骨化中心,然后向周边逐渐扩大,完成全部骨化,形成骨骺愈合。根据骨骼推断年龄,主要利用骨化中心与骨骺愈合、骨的形态学变化及骨的大小、长短和骨组织学的改变。骨骼的年龄变化受营养、性别、种族、饮食等多种因素的影响,只有对发现或送检的骨骼进行全面认真地检验观察和综合判断,才能得出比较准确的结论。常用于年龄推断的骨骼有颅骨、耻骨联合、腰椎、胸骨、肋骨、锁骨、股骨和胫骨等。在那些只获得骨骼残片的案件中，也可以根据骨组织学推断年龄，可以通过他们的发育特点或数学模型进行年龄推断。

六、骨骼推断身高

在无名白骨化尸骨案件中，或在尸体被肢解后残留部分肢体的案件中，法医工作者需要根据骨骼或骨骼残片进行身高推断（stature estimation）。骨骼的发育受到多种因素的影响，包括营养、遗传、性别、种族等，在使用骨骼推算身高时，应先确定骨骼所属死者的性别、年龄和种族等，以获得更准确的身高数据。据骨骼身高推断，四肢长骨比其他类型骨骼推断身高的准确性高。一般来说，下肢长骨比上肢长骨推断身高的准确性高，用多根长骨推断身高，其准确性比用一根长骨推断要高。全身骨骼以股骨推断身高的误差最小。根据骨骼推断死者的生前身高，依据骨骼和采用的公式不同，一般误差在2~10cm。

七、颅骨面貌复原和颅相重合

骨骼身源的推断是指对相关失踪人员与骨骼的关系进行法医人类学方面的检验，包括颅相重合及颅骨面貌复原。

法医人类学中的颅骨面貌复原是一种以颅骨为基础，以人体面部解剖学规律为依据，借助造型手段，以再现颅骨的生前面貌的技术。法医人类学中的颅骨面貌复原是体质人类学中的颅骨面貌复原派生而来的。体质人类学中的颅骨面貌复原用于再现远古人类和历史名人，法医人类学中的颅骨面貌复原用于查找高度腐败或白骨化的无名尸，为侦查工作提供线索。根据解剖学原理，结合雕塑艺术，以发现的颅骨为基础，在颅骨的特定标志点上确定相应的软组织厚度，雕塑出容貌的轮廓，再根据颅骨的解剖学结构与面部五官特征的关系，如眼眶和眼裂、梨状孔与外鼻等，雕塑出面部五官。最后根据当地的风土人情对雕像进行修饰，如发型、服饰等。当颅骨容貌复原完成后，执法人员能够根据雕像寻找失踪人员。

颅相重合是一种用可能是出自同一人的颅骨和照片，在特殊装置上使两者的影像按照相同的成像条件相互重合，以重合时能否达到解剖关系上的一致来判断颅骨和照片是否出自同一个体，以进行个体识别的技术。法医人类学中的颅相重合用于为侦查提供线索和为诉讼提供证据。在著名的鲁克斯顿（Ruxton）夫人案件中，法医学家将两具无名颅骨与失踪人鲁克斯顿夫人及女佣的照片做了重叠照相检验，结果确认其中一具为鲁克斯顿夫人，另一具为其女佣，从而破获此案。这是人类首次利用颅相重合法成功鉴定了无名颅骨的身源（图8-1）。

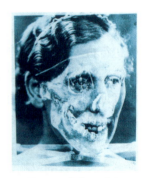

图 8-1　颅相重合图

第三节 牙齿、毛发和指（趾）甲的检验

牙齿和毛发也是案件现场重要的检材。牙齿是人体最坚硬的组织，不易受环境温度和腐败的影响而能长期稳定地保存下来，在一些案件中可能是唯一的证据。毛发是人类学研究的重要组织之一，毛发的研究成果和建立的检测方法，已成为司法办案的重要技术依据。

一、牙齿的鉴定

牙科学在法医学领域的研究有两方面。一是牙齿钙化及萌出的年龄变化，以及牙齿形态学上的性别、种族、年龄与饮食习惯等所导致的差异。这方面的研究可以进行个体的种族、年龄、性别、社会经济地位和疾病的推断，被称为牙科画像；二是用牙科学档案记录和咬痕特征进行同一认定，达到个体识别的目的。由于牙齿的结构、排列、治疗记录和义齿的位置、形态等方面的差异，不同个体具有完全相同的牙齿特征的可能性几乎为零，这构成了牙齿对个体识别进行身源认定的基础。很多名人死后身份认定及重大灾害事故遇难者的个体识别都是以牙齿的法医学检验为依据的。目前，应用牙科学的理论与技术解决相关法律问题已经成为一门学科，即法医牙科学（forensic odontology）。

二、毛发和指（趾）甲的检验

毛发和指（趾）甲为皮肤的附属器官，由角化上皮组成，属于角化组织或硬组织，对腐败有较强的抵抗力，不易毁坏，能保存较长时间，是法医学鉴定的重要物证之一。毛发可以自然脱落，也可以因外力作用而暴力脱落。因此，在案发现场、凶器、作案工具、车辆或其他致伤物体及受害人衣裤、体表或手中，常可见遗落的毛发。尤其一些高度腐败的或白骨化的尸体，毛发和指（趾）甲作为能够保存下来的人体组织，可成为案件侦破的线索来源。毛发鉴定的主要目的是判断是否是毛发及毛发的种属来源、生长部位、个体性别和年龄等。也能够对毛发进行元素分析，帮助判断个体是否中毒或者吸毒等。毛发和指（趾）甲中都含有人类的血型物质和丰富线粒体DNA，能够辅助案件的个体识别。

第四节 人像鉴定

影像追踪在案件的侦破中发挥着越来越重要的作用，在美国波士顿马拉松爆炸案及

伦敦地铁爆炸案中,现场监控录像在案件侦破中发挥了关键性作用。如何进行人像鉴定是法医人类学研究的新领域。面像鉴定是用犯罪嫌疑人的面相照片与案件涉及的照片进行比较,确定两者是否为同一个体的鉴定。近年来,由于监控录像系统的大量应用,案发现场的监控录像中的影像资料常常成为案件侦破的重要线索及诉讼的重要证据。

一、人像照片的鉴定

个体容貌特征是个体的遗传基因决定的,是个体特有的表象,并且在一定的年龄阶段是稳定的。鉴定两张照片是否为同一个体的方法是对照片中个体的面部特征进行比对分析。在刑事案件中,常涉及信用卡、身份证、驾驶证、护照等照片和持有人照片的鉴定。在民事案件中,常会对人物照片、广告照片、艺术照片、历史照片等进行鉴定。此类案件的鉴定,多是对当事人的标准像进行鉴定,鉴定方法较为可靠。传统的方法有照片的面部测量,照片的重合及面部特征的分析。鉴定面部特征有效的方法是对面部细节特征的比较分析。

二、监控录像中个体人像的鉴定

随着社会和经济的发展,有监控录像的场所日益增多,在很多案件中,录像资料不仅为案件的侦破提供了线索,也为案件诉讼提供了证据。在案件现场留下的犯罪嫌疑人的影像常常是案件侦破的重要依据。用录像监控资料对犯罪嫌疑人进行比较,是人像鉴定领域的热点。视频资料的人像鉴定比较复杂,监控录像中的犯罪嫌疑人的面像的拍摄角度和距离是变化的,许多犯罪嫌疑人在实施犯罪的过程中还会进行面部伪装或故意遮挡面部特征,如戴假发、面罩、太阳镜、棒球帽等。此类案件的鉴定重点在于对暴露的面部特征的细节进行比较。对于一些疑难的鉴定,尽可能地置于相同条件下进行拍摄。面像鉴定,包括照片和录像中犯罪嫌疑人的面像鉴定,随着高清录像的应用,将成为很多案件侦破的突破口。

第五节 现代科学技术在法医人类学中的应用

随着现代科学技术的兴起,各种新的技术不断被应用到法医人类学中。在骨骼形态学观察中,计算机图形及图像技术的应用,可以提高骨骼个体识别技术鉴定结果的可靠性,扫描电镜技术的应用,可以方便地观察骨骼的组织学结构,为鉴定骨骼残片是否为人类骨骼或为何种动物骨骼提供有效的工具。在骨骼的种属、种族、年龄、身高等个体特征鉴定中,利用 DNA 的检测分析技术,极大地方便了骨骼的个体识别,提高了鉴定结果的准确性。

一、医学影像学在法医人类学中的应用

医学影像学技术在法庭科学领域的应用已发展成为一门独立的学科,称为法庭放射医学(forensic radiology)。X 线摄影和 CT 影像检查是非破坏性的放射学检查。由于同一个体其骨骼的基本影像学特征是相对固定的,使得其检测结果重复性好,且易于保存。医学影像学技术主要用于 3 个方面,一是通过对活体、尸骸或肢体进行检测,从而对其年龄、性别、身高等进行法医学鉴定;二是将以往保存的个体 X 线片或 CT 片等影像学资料与调查时所拍摄的 X 线片或 CT 片进行比对,根据其骨骼特征进行同一认定;三是通过 X 线片确定或发现骨组织有无损伤、是新鲜还是陈旧损伤,以及有无其他异物滞留等,从而对无名尸源进行法医学鉴定。

应用 X 线影像学技术进行同一认定的方法有两种:特征认定法和数据分析法。所谓特征认定法,是就以往存留的 X 线影像所见骨骼特征性状或变异,与调查时新拍摄的 X 线影像相互比对,从而进行同一认定。这种方法适用于全身各部位的骨骼的比较,目前已有依据颅骨、锁骨、肘关节、指骨、踝关节、脊柱、髋骨、骨盆等进行同一认定的报道。所谓数据分析法,就是对 X 线影像特定解剖结构进行定量测量和比对,从而认定以往存留的 X 线影像和新拍摄的 X 线影像是否来自同一个体。这种方法主要用于对全颅、额窦、蝶骨等的观察。根据颅骨 X 线影像进行同一认定的研究迄今最多,且实践应用较普遍。利用 CT 定位片与相应体位的 X 线影像进行比对检验,也能够进行认定或排除同一,然而,利用 CT 图像进行同一认定,由于很难获得同一层面的断层图像,使 CT 图像在同一认定中具有一定的难度。

X 线摄影对于种属鉴定、种族与性别的鉴定仅仅作为骨骼直接观察的一种补充手段。X 线摄影对于骨骼年龄的鉴定,其作用和意义则十分重要,尤其是对于青少年、儿童年龄的推断。目前,利用骨骼发育 X 线影像特征推断活体年龄是我国当前法医学骨骼年龄鉴定工作的主要手段。用于观察继发骨化中心的发生、发展和闭合程度的快捷、准确是肉眼观察直接标本无法比拟的。在成骨过程中,骨骺骺软骨板增生的速度和成骨的速度基本一致。因此,骨骺骺软骨板的厚度保持相对恒定,而骨干和骨髓腔不断延长。这一过程从出生一直延续到 18～20 岁,骨骺骺软骨板逐渐失去增殖能力,最后被完全钙化,骨骺与干骺端融为一体,长骨骨干至此不再生长,即意味着个体身高将停止发育。X 线摄影正是利用了骨骼发育的这一动态过程,去获取继发骨化中心从出现逐渐发育成骨骺,然后与干骺端逐渐闭合的过程,来反映个体生物学年龄,以此推断个体骨骼年龄。

常用于活体年龄推断的有锁骨、胸骨、肩关节、肘关节、腕关节、骨盆髋关节、膝关节、踝关节、足关节等。个体不同部位骨骼的发育时间不尽相同,锁骨胸骨继发骨化中心出现和骨骺闭合是全身各大关节中最晚的一个,可以较好地反映 18 周岁以上个体骨骼发

育情况。由于锁骨胸骨端与邻近的肺、胸骨、肋骨、支气管及胸椎横突等解剖部位相互重叠,因此,传统的 X 线检查不利于清晰观察锁骨胸骨端骨骺发育情况。CT 影像不论是横断面或冠状面均没有结构互相重叠的影像,这是 CT 影像比 X 线强的优势。因此,运用 CT 薄层扫描技术扫描胸锁关节并结合图像重组技术能够评估骨骼年龄。青少年的骨龄评估主要依靠七大关节骨骺及其发育 X 线分级,包括胸锁关节后前位、肩关节正位、肘关节正位、手、腕关节正位、骨盆正位、膝关节正位及踝关节正位,共设置 24 个骨骺指标,建立多元回归数学模型进行年龄的鉴定,也可以采用 Fisher 线性两类判别分析数学模型进行年龄的鉴定。不论运用何种骨龄评估方法,利用骨关节的影像变化规律制定一套全面、科学、可操作性强的骨发育分级标准,是进行法医学骨骼年龄推断研究之前不可或缺的工作。

二、DNA 分析在骨骼个体识别中的应用

形成物种之间差异的本质是种属遗传物质之间的差异,每个物种拥有自身所特有的 DNA 序列,这是物种在长期进化过程中逐渐形成的。因此,不同动物的骨骼,除了从形态学上可以区分外,DNA 分析可以提供更加可靠准确的鉴定结果。在人类迁徙和繁衍过程中,由于奠基者效应、遗传漂变、瓶颈效应等原因,在地球上形成了不同的群体。一些 DNA 序列在不同的群体中具有明显不同的分布规律,可以用于祖源的区分,这些特定的 DNA 序列结构称为祖源信息标记(ancestry-informative marker,AIM)。祖源信息标记可以是 DNA 序列多态性,如单核苷酸多态性(single nucleotide polymorphism,SNP),也可以是 DNA 长度多态性,如插入缺失多态性(insertion or deletion polymorphism,InDel)。在骨骼的种族鉴定过程中,可以利用这种群体所特有的遗传标记,单独或协同形态学进行鉴定。

除了同卵双生外,人类不同个体间都存在 DNA 序列和长度的差异。DNA 遗传标记是具有可遗传性和可检测性的 DNA 片段或 DNA 序列,这些 DNA 片段或序列在群体中存在多态性。因此,遗传标记能够用于骨骼的个体识别,同时能够用于对多个个体混合的骨骼进行识别和归类。除此之外,由于男性含有 X 和 Y 染色体,女性只含有 X 染色体,检测 X 和 Y 染色体的序列和长度差异可以用于骨骼的性别鉴定。目前,短串联重复(short tandem repeat,STR)广泛用于个体识别,并联合性染色体上的 AMEL 位点,用于法医学实践中的个体识别和性别判定。

个体的特征,如虹膜颜色、头发颜色、身高、外貌等,都与基因的多态性紧密相关。在遗传学领域,基因组关联分析已经鉴定了大量与个体特征相关的多态性位点,并能通过建立相应的数学模型,用于个体特征的判断。譬如,在欧洲人群中鉴定了与虹膜颜色和头发颜色相关的遗传位点,用于欧洲群体的虹膜颜色和头发颜色的推断,准确性达到 90% 以上。对于身高相关的遗传位点的鉴定和数学模型的鉴定,需要考虑到个体的种族

和性别差异。此外,结合与个体外貌特征相关的遗传位点和计算机分析技术,已用于个体外貌的推断。

骨骼的线粒体 DNA 含量丰富,而核基因组 DNA 含量少。对一些陈旧的骨骼或少量的骨骼残片来说,要获得足够的核基因组 DNA 仍比较困难,一般可以采用线粒体 DNA 进行鉴定,提高鉴定的准确性。譬如,目前已有研究利用线粒体 DNA 成功鉴定了俄国末代沙皇尼古拉二世及妻子、孩子的尸骸(图 8-2)。

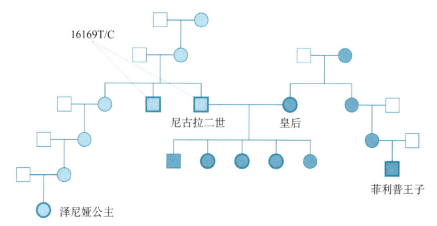

图 8-2　线粒体 DNA 在个体识别中的应用

目前,DNA 分析技术、生物信息学方法发展迅速。相信未来将有大量 DNA 分析方法应用于法医人类学的实践中。

(谢建辉)

第九章 生育人类学

人类遗传(heredity)是指人类的性状在亲代和子代之间的相似性和连续性。因此，如果没有人类的生育(procreation)过程，则人类的遗传物质无法传递给下一代。

生育至少包含"生殖"(reproduction)和"养育"(nurture)两个方面的过程。从20世纪早期开始，人类学家便关注与生育有关的信仰和文化环境。随着医学技术的飞速发展，医学人类学的大多数生育研究主要瞄准了与"生殖"相关的内容，如男性和女性的不孕不育、生育力的提高、出生、出生缺陷的防控、辅助生殖、产前筛查与产前诊断技术、妇幼健康与保健、计划生育、生殖伦理学等。

第一节 人类生殖

生殖即以生殖细胞发育成为下一代新个体的方式。通常分为无性生殖(asexual reproduction)和有性生殖(sexual reproduction)两种类型。在生物医学领域，人类的生殖属于有性生殖方式，即经过两性生殖细胞(精子和卵子)的结合，产生合子(受精卵)，由合子在一定条件下发育为胚胎、胎儿，经过分娩、出生，最后成长发育为一个新个体的方式。人类有性生殖最显著的特征就是子代的遗传物质完全来自双亲，具有2个亲本的遗传性。由于子代的遗传性是遗传背景不同的2个亲本遗传物质的组合，加上精子发生(spermatogenesis)和卵子发生(oogenesis)过程中可能存在大量的遗传物质交换(crossover)，即同源染色体的非姐妹染色单体间发生断裂和重新产生遗传物质间的局部互换的过程，使得子代具有更为丰富的遗传内容和广泛的变异(variation)能力，形成了人类性状的多样性(diversity)，从而增加了子代适应自然选择(natural selection)的可能性，加速了人类的进化，使得人类几百万年来得以生生不息地繁衍，组成了迄今约80亿人口的世界。

一、人类生殖的社会学意义

人类的生殖不仅具有生物医学的属性，而且具有广泛的社会性。因此，人类的生殖行为对恒定社会人口结构、维系家庭伦理关系、保护种族或民族、促进社会经济的发展等方面都具有积极、正面的影响,社会学意义显著。

(一) 保持人口数量和构成的平衡,恒定社会人口结构

所谓人口结构(population structure)是指一定时期内某个地区(省、市、县等)的人口按照性别、年龄、家庭、职业、文化、民族等归类反映的构成状况。合理的人口结构是一个社会、地区生产和再生产及社会稳定的重要因素。例如,出生人口的快速增长和负增长都可导致人口结构的恶化;出生性别比例的严重失调可造成人口结构的失衡。

我国是人口大国,人口问题始终是社会主义初级阶段长期面临的问题,是关系到国民经济和社会发展的关键性要素。一般而言,发达国家需要生育率(fertility rate)维持在 2.1 才能使得人口相对于上一代人不增不减。我国作为最大的发展中国家,由于婴幼儿死亡率和出生性别比均高于发达国家,需要生育率接近 2.3 才能维持人口的世代更替和社会的持续发展。过去,我国曾经历"人口大爆炸"的年代,人口出生率较高,人口增加过快。为了使人口的增长与经济和社会发展计划相适应,国家不得不实施以"计划生育"(family planning)为基本国策的人口政策。计划生育政策的核心内容是提倡晚婚、晚育、少生、优生。由于某些学者预测中国人口将在 2050 年达到 40 亿,中共中央于 1980 年 9 月 25 日发出了《关于控制我国人口增长问题致全体共产党员、共青团员的公开信》,开始在全国实施独生子女政策。尽管实行了独生子女政策,但在 20 世纪 80 年代,中国的生育率还是徘徊在 2.4 左右。1991 年 5 月 12 日,中共中央、国务院做出了《关于加强计划生育工作严格控制人口的决定》,明确提出"对造成人口失控的要给予处罚并追究有关领导人的责任"。"一票否决制"增加了超生的难度,分税制改革则减少了地方财政的收入,从而提高了地方政府征收超生罚款的积极性,而教育、医疗、住房等的产业化改革又降低了人们的养育能力,故我国的生育率从 1989 年的 2.29 跳跃性地降至 1991 年的 1.80,1995 年的 1.46,以及 2000 年的 1.22。

在经历了从高生育率到低生育率的迅速转变之后,我国人口的主要矛盾已经不再是增长过快,而是人口红利消失、临近超低生育率水平、人口老龄化、出生性别比失调等新的问题。鉴于此,中共十八大之后,中央果断决定调整人口政策。2015 年 10 月 26—29 日,中国共产党第十八届中央委员会第五次全体会议审议通过了《中共中央关于制定国民经济和社会发展第十三个五年规划的建议》。全会提出,坚持计划生育的基本国策,完善人口发展战略,"全面实施一对夫妇可生育两个孩子政策"。从此,我国从 1980 年开始推行了 35 年的城镇人口独生子女政策真正宣告终结。

(二) 维系家庭伦理关系,稳定家庭结构

家庭(family)是指在婚姻关系、血缘关系或收养关系基础上产生的,亲属之间所构成的社会生活单位。家庭是幸福生活的一种存在。从社会设置而言,家庭是最基本的社会设置之一,是人类最基本、最重要的一种制度和群体形式;从功能而言,家庭是儿童社会化、供养老人、满足经济合作的人类亲密关系的基本单位;从关系上来说,家庭则是由

具有婚姻、血缘和收养关系的人们长期居住的共同群体。

著名的中国社会学家费孝通(1910—2005)曾明确指出,一个家庭不能没有孩子,丈夫、妻子、子女构成了稳定家庭的三角关系。夫妻之间除了男女关系之外,还有生育子女的配合、合作关系,两者缺一不可。因此,生育是稳定家庭结构关系的重要途径。

婚姻对人类社会具有特殊的意义。无论在传统社会,还是在现代社会,婚姻都是一个亘古不变的话题。近年来,随着我国经济的迅速崛起,离婚率总体在不断攀升,而某些发达省份的离婚率更高。总体而言,性别比、总抚养比越高,离婚率越低;受教育水平、城市化率和人口流动率越高,离婚率越高。虽然离婚并不是完全意义上的坏事,它可以缓解家庭成员间由于观念、生活方式等不同带来的矛盾,为人们重新组建家庭和寻找新的幸福提供机会。但是,离婚率过高显然会对人们的生活和社会安定造成不利影响。离婚率上升也会给社会稳定带来诸多的不稳定因素。通常,离婚易造成夫妻双方的财产纠纷问题,孩子的抚养权归属问题,以及赡养老人的问题等。另外,离婚在一定程度上也将促使贫困群体人数的增加。

(三) 保护种族或民族,传承人类文化

人种(human species)包括 70 多亿个体,可将其分为不同的亚群(subpopulation),其中最大的亚群通常称为种族(race)。种族是指在体质形态上具有某些共同遗传特征(如肤色、发色、发型、眼色及血型等)的人群。这些特征是在一定的地域内,长期适应自然环境而形成的。根据这些特征,人类可分为四大人种:蒙古人种(Mongloid)、尼格罗人种(Negroid)、高加索人种(Caucasoid)和澳大利亚人种(Australoid)。也有人主要根据肤色特征,把人类分为黄色人种(Yellow Race)、黑色人种(Black Race)、白色人种(White Race)和棕色人种(Brown Race)等。在各个种族之下,又有许多遗传学上不同的亚群(subgroup)。民族(nation)则是个社会学概念,是指历史上形成的具有共同疆界、经济生活、特定文化和语言的稳定人群。例如,中华民族(the Chinese nation)是由 56 个民族共同体结合而成的。

人是万物之灵。人类社会是人类智慧和劳动的结晶。人类社会与动物界的本质区别就在于人类的思想和智慧。因此,人类生殖除了具有人种繁衍进化的功能之外,还肩负着人类社会文化和文明的传承。从社会层面来看,许多民族禁止异族通婚(miscegenation),其中重要的原因就是保护本民族后代血缘的纯净,防止本民族的文化和物质资源被外族侵染、掠夺。而在家庭层面上,不少民族所信奉的"家族传承"理念,不仅强调父系姓氏的传承,而且规定了家庭财产的继承,体现了父权制文化体系的延续。

(四) 保障人力资源,促进社会经济的发展

人力资源(human resource)是指组织所拥有的能够被利用和做出价值贡献的员工所拥有教育、能力、技能、经验、体力等的总称。人力资源是任何一个社会可持续发展的重要保障。丰富的人力资源提供了社会经济发展中所必需的劳动力,而高质量的人力资源又可以有效促进科技的发展,提高生产效率。因此,人类社会的生育不仅要有合理的

数量,而且还要尽可能地保证出生人口的质量。

中共中央总书记习近平认为,人口是创造奇迹的"巨大力量"。2016年9月4日,习近平在主持"G20杭州峰会"主旨演讲中谈及世界形势时说:"主要经济体先后进入老龄化社会,人口增长率下降,给各国经济社会带来压力。"这一针对世界人口形势的判断,可谓精辟到位。我国是世界上人口老龄化程度比较高的、"未富先老"的发展中大国,老年人口数量最多,老龄化速度最快,老龄化形势非常严峻,应对人口老龄化任务最重。截至2015年底,我国老年人口已达到2.2亿,占总人口的16.1%。因此,习近平明确指示:"要立足当前、着眼长远,加强顶层设计,完善生育、就业、养老等重大政策和制度,做到及时应对、科学应对、综合应对。"

二、人类的生殖健康

生殖健康(reproductive health)是指生殖系统及其功能所涉及的身体、精神和社会等方面的健康状态。生殖健康事关人口健康,是人口学、计划生育及公共卫生学领域的新概念,其中心目标是消除与生殖及婴幼儿成长过程相关的疾病和死亡危险。因此,生殖健康有赖于男、女双方健康的心理状态及发育健全的生殖内分泌系统,与生物学、行为、心理和社会等多种因素有关。

(一) 计划生育是生殖健康的一部分

计划生育本质上是指通过现代或传统(自然)避孕方法的使用,使个人和夫妇双方能在既定时间、既定间隔获得既定数量的子女。遗憾的是,"生育控制"长期被错误地认为是计划生育的代名词。

1994年9月,全球179个国家的代表齐聚埃及首都开罗,共同出席了具有重大历史转折意义的联合国国际人口与发展大会(International Conference on Population and Development,ICPD)。ICPD接受了WHO提出的"生殖健康"的定义,并在各国政府共同签署的《行动纲领》中进行了明确的阐述。计划生育自此逐步成为生殖健康的一部分。

2004年5月,第57届世界卫生大会通过了《生殖健康策略》,确认了生殖健康的5个核心领域:改进产前、围生期、产后和新生儿保健;提供高质量的包括不孕症服务在内的计划生育服务;消除不安全性流产;抗击包括艾滋病、生殖道感染、宫颈癌和其他妇科病在内的性传播感染;促进性健康。因此,生殖健康的内涵极其丰富,不仅包含一系列有关健康和疾病的问题,而且融合了权利和平等的理念,即无论男性、女性、老人或青少年,都有权、有能力在任何时间和地点自由决定与自身生育状态相关的事宜,包括何时生育,生育多少,避孕方法的选择,非意愿妊娠的终止等。

(二) 传统文化对生殖健康的影响

文化(culture)是指一个社会成员从其家庭和其他重要机构学到的一套基本的价值观、知觉、欲望和行为模式。人类的生育受到政治、经济、文化及社会发展的影响,逐步形成了一些固有的文化传统,即"生育文化(procreation culture;birth culture)"。生育文化是指人类在生育及相关活动中形成的意识形态和规范制度,即人们在婚姻、家庭、生育、节育等活动中形成的思想理论、价值观念、知识能力、风俗习惯、伦理道德、行为规范等,是在生育变动和发展中形成的观念、伦理、道德和行为规范。

传统文化一直是影响人类生殖健康的"双刃剑",对生殖健康服务的推行带来亦正亦负的影响。积极的影响如,许多民族十分注重孕产妇的饮食,认为孕产妇应该多食鸡肉、鸡蛋等营养丰富的食物,以保证胎儿和产妇健康。这与现代妇产科学的生殖健康理念有异曲同工之处。消极的影响如,某些民族坚持认为产妇应该在自己的家里进行分娩,要尽量避免外人与产妇和新生儿的接触,以免"招致恶源"。这种陋习显然是违背现代妇产科学的。

人们生育观念的改变也在不断冲击和影响着人类几千年来形成的正确的生殖健康理念和生育文化。现今,性别鉴定、堕胎、重男轻女等不良现象,在一部分人群中仍屡见不鲜。性生活的开放,性保健、生殖保健意识的淡漠,未婚先孕,药物流产、刮宫、无痛人流、引产等现象趋于增多,已成为某些医疗机构借机大发横财的重要途径。这些生殖、生育观念的变化,造成女性生殖道疾病、药物畸形胎儿、胎传疾病明显增多,严重影响了人类的生殖健康和生育质量。

(三) 医学对生殖健康的影响

医学的发展对人类的积极作用大致表现在以下几个方面。

1. 医学的发展大大延长了人类的寿命　在远古时代,人类茹毛饮血,寿命很短,平均寿命估计仅约20岁,一旦患病基本等于宣判死亡。这一时期人类的人口数量很少。古代医学的发展将人类的寿命大大提高至40~60岁;近代医学的迅猛发展更是将人类寿命延长到了80岁左右,不少老人甚至超过100岁。

2. 医学的发展大大促进了历史文明的发展　医学对古代历史的发展有重要的意义。历朝历代更迭的时期,战乱频繁,医学的发展使得战争中饱受创伤的士兵能够得到一定的及时救治而免于死亡,从而保证了朝代更迭时期人口数量波动不致太大,社会形势和经济文化能在短时间内维持稳定。

3. 医学的发展使得人类能够控制疾病的发生发展,提高生活质量　现今,医学能够控制人类大多数疾病的发展,某些疾病甚至可被治愈,减轻了病痛对人类的折磨,减少患病的时间,使得人们能够长期保持健康的工作和生活状态。

医学的介入不仅改变了人类生殖健康的状态,而且在很大程度上转变了许多传统知识体系、信仰和不良习俗。这些医学措施主要包括两大方面的内容,即基础医疗保健服务和现代生殖技术。

(四) 基础医疗保健服务对生殖健康的影响

1. 妇幼保健　对妇女及其子女提供适宜的、可接受的医疗保健服务,是促进男女平等、保证妇女权利和健康的重要社会干预途径,即通常所说的"妇幼保健"。妇女保健包括婚检、孕妇的产前检查、叶酸的发放、高危孕产妇的监控、生殖健康的宣传、分娩的一系列检查和产后访视。儿童保健则包括新生儿的产后访视、体检、疫苗接种、体弱儿的监控和新筛(新生儿筛查)等。妇幼保健是一个国家卫生保健的重点,其健康水平代表着人口的总体健康状况。我国历来重视和关心妇女儿童的健康问题。《开罗宣言》之后,我国政府先后颁布和修订了《中华人民共和国母婴保健法》《中国妇女发展纲要》等重要的政治性指导纲要,为妇幼保健工作的实施和推广奠定了坚实的法律保障。目前,我国历史上形成的高生育率、高死亡率的传统生育模式已经改变,实现了低生育率和低死亡率的良性循环。例如,2014年,全国的孕产妇死亡率下降至21.7/10万,较1990年的88.8/10万下降了75.6%,提前1年实现了联合国千年发展计划提出的指标;全国婴儿死亡率下降至8.9‰,5岁以下儿童死亡率下降至11.7‰,已于2007年实现了联合国千年发展计划提出的指标。

2. **避孕节育方法的知情选择** 目前,计划生育仍然是降低儿童死亡率、促进母亲健康、遏制艾滋病、实现普遍享有生殖健康目标的中心。20世纪70年代初,知情选择第一次出现在计划生育的论文中,其目的在于增加计划生育的可接受性。1994年,开罗人口与发展大会提出两个知情选择:①生育知情选择:夫妇和个人能自由和负责任地决定其生育数量和生育间隔;②避孕知情选择:男方和女方有权获得有关的信息,并获得他们所选择的安全有效的计划生育方法。包括中国在内的179个与会国一致赞同,计划生育知情选择是人们应享有的基本权利。目前,世界大多数计划生育项目都遵循知情选择的原则。然而据WHO的估计,在发展中国家,约有2.22亿对夫妇希望推迟或终止妊娠,但并未采取任何避孕方法。他们对避孕节育方法的需求也未得到满足。除了医疗服务的原因外,文化因素也是造成这种状况的重要原因。例如,对未婚人群的偏见;避孕节育措施在未婚人群及贫困人口中的可及性有限;某些地区文化信仰和宗教势力的阻挠;女性的弱势地位等。

3. **非意愿妊娠的安全人工流产** 非意愿妊娠(unwanted pregnancy)是指不管是否采取避孕措施,女性在不想妊娠时发生的妊娠。包括因避孕失败和未满足避孕需求导致的妊娠。虽然现代医学技术已发明了众多有效的避孕节育方法,但每年全球仍有众多女性因为避孕方法的失效、避孕方法的不可及性暴力等问题导致非意愿妊娠,或由于妊娠而出现严重的健康风险。此时,安全可靠的人工流产方式就是帮助女性终止妊娠、预防继发性疾病和死亡的有效补救措施。

4. **性传播疾病、艾滋病的检测治疗和母婴阻断** 性传播疾病和艾滋病已成为当今世界威胁人口健康的重要因素,甚至导致婴幼儿的感染、残疾和夭亡。因此,性传播疾病和艾滋病的检测、治疗、母婴阻断,以及受影响人群的关怀和治疗,也是生殖健康服务的基本内容之一。为此,我国专门推出了针对艾滋病防治的"四免一关怀"的有力政策。"四免"分别是:①农村居民和城镇未参加基本医疗保险等医疗保障制度的经济困难人员中的艾滋病患者,可到当地卫生部门指定的传染病医院或设有传染病区(科)的综合医院服用免费的抗病毒药物,接受抗病毒治疗;②所有自愿接受艾滋病咨询和病毒检测的人员,都可在各级疾病预防控制中心和各级卫生行政部门指定的医疗机构等,得到免费咨询和艾滋病病毒抗体初筛检测;③对已感染艾滋病病毒的孕妇,由当地承担艾滋病抗病毒治疗任务的医院提供健康咨询、产前指导和分娩服务,及时免费提供母婴阻断药物和婴儿检测试剂;④地方各级人民政府要通过多种途径筹集经费,开展艾滋病遗孤的心理康复,为其提供义务教育。"一关怀"指的是国家对艾滋病病毒感染者和患者提供救治关怀,各级政府将经济困难的艾滋病患者及其家属纳入政府补助范围,按有关社会救济政策的规定给予生活补助;扶助有生产能力的艾滋病病毒感染者和患者从事力所能及的生产活动,增加其收入。

5. 青少年的综合性性教育 综合性性教育(comprehensive sexuality education)是指一种通过提供科学的、准确的、真实的、不带偏见的信息,进行文化相关的、年龄适宜的关于性和情感关系的教育方法。目前已有明确证据证实,综合性性教育对性与生殖健康有着积极的影响,可大幅度减少性传播疾病、艾滋病和非意愿妊娠的发生。国际社会早已意识到,性与生殖健康是最基本的人权,所有人(包括青少年)都应享有这种健康的权利,包括性和生殖健康权。因此,青少年的综合性性教育强调除了为青少年普及性与生殖健康的相关知识外,还要帮助他们理解社会性别平等等一系列关键性问题。

(五) 现代生殖技术对生殖健康的影响

人类生殖生物学(human reproductive biology)是在人体胚胎学(human embryology)基础上发展起来的,用现代分子生物学、遗传学和细胞生物学等方法和技术研究人类生殖过程及其调控机制的学科。生殖生物学主要研究性腺发育、配子发生成熟与排放、受精、早期胚胎发育与着床、胎盘发育、性别决定与妊娠维持、分娩等过程的调控,以及生殖道肿瘤、异常妊娠、生殖道感染、环境和职业性危害等对生殖的影响等问题。此外,生殖生物学也研究在青春期、泌乳期、衰老和妊娠等过程中与生殖相关的内分泌变化,以及性行为的形成和影响因素等。近百年来,生命科学领域的若干重大技术突破(如胚胎移植、试管婴儿、动物克隆、转基因动物、胚胎干细胞、细胞重编程、新型避孕药具、新型辅助生殖技术等),无不得益于生殖生物学的研究贡献。进入21世纪以来,生殖生物学对生物学、医学及畜牧业发展的重要影响越来越受到人们的重视,特别是2010年的诺贝尔生理学或医学奖授予"试管婴儿之父"爱德华(R. Edwards,1925—2013),2012年授予细胞重编程研究领域的两位杰出贡献者——英国发育生物学家格登(J. Gurdon,1933—   )和日本"iPS细胞之父"山中伸弥(1962—   ),使得生殖生物学一跃成为生物医学领域备受关注的热点学科之一。

1. 生殖工程 人类许多生殖细胞适应生理过程发生程序性死亡(programmed cell death)或凋亡(apoptosis),但由于近代环境污染等各种因素的影响,这种程序性死亡过程正在加剧,使生命之源的产生发生障碍,配子结合无能,生命之旅受阻,生殖活动被迫终止。为了延续人类的生殖过程,在了解生殖过程的基础上,在其发生障碍时给予医学的帮助,由此产了生一门新兴的技术——生殖工程(reproductive engineering),又称辅助生殖技术(assisted reproductive technology,ART),即依据生殖规律,干预和改善人的自然生殖过程的技术。如对配子发生、排放、运行与获能的调控,精子、卵和胚胎的优选和建库,人工授精,体外受精,胚胎培养和移植,卵质内单精子注射等。生殖工程技术的出现,推动了人类生殖科技向更高、更深层次发展。

人类辅助生殖技术既是不孕不育的治疗手段之一,也是一种生育治疗方法。例如,体外受精可以帮助女性解决因输卵管堵塞引起的不孕难题,又可以帮助某些虽具有生育能力,但因致死、致残性遗传病而无法使用自身精子的男性,通过人工授精的方法实现繁育后代的愿望。

2. **出生缺陷的干预** 详见本章第二节。

3. **人类生殖储备库** 包括人类精子库(sperm bank)和人类卵子库。两者均采用冷冻技术,对精子和卵子进行长期保存。目前,精子的冷冻技术已较为成熟,最长可储存20多年。

精子库和卵子库的使用包括2种情况。一是不孕不育治疗无效的夫妇,可使用他人志愿捐献的配子;二是某些需要进行特殊治疗或因某种职业可能影响生育的男性、女性,可预先申请储备自身的配子。

第二节 出生缺陷

出生缺陷(birth defect)又称"先天性畸形"或"先天性疾病",是指由于胚胎发育紊乱而造成的形态结构,功能代谢、精神、行为等方面的异常。这些异常可以在出生时发现,也可能在出生一段时间后发现,或在青少年期出现。出生缺陷的发生原因比较复杂,既可由遗传因素引起,也可由环境因素引起,有些则是遗传与环境因素共同作用的结果。总体而言,近50%的婴儿死亡可归咎于正常发育过程的错乱。除了致死以外,出生缺陷还是造成受累个体慢性病、智力残疾和其他功能障碍如生育能力低等的主要原因。

改善生殖健康和降低出生缺陷,是21世纪生殖医学领域的重要使命。根据中华人民共和国卫生部于2012年9月发布的《中国出生缺陷防治报告》数据,我国2011年出生缺陷的发生率为5.6%,每年新增病例90万例。发病率较发达国家高出近2倍,每年国家和社会的经济负担高达数千亿元。其中遗传性病因占40%～60%,这还不包括遗传性功能缺陷(即广义的出生缺陷),如遗传性耳聋、智障、孤独症(autism)等。

一、导致出生缺陷的畸形学机制

人体胚胎学是研究人体发生过程及其规律的学科。新个体的诞生起始于受精,经历一系列的发育变化,最终分娩,这个生理过程称为妊娠(pregnancy)。妊娠过程中,胚胎发育紊乱,则可能导致组织、器官形态结构的异常,即为先天性畸形。畸形学(dysmorphology)就是研究先天性出生缺陷的学科。畸形学的基础为发育遗传学(developmental genetics),即研究生物体发育过程中遗传机制的遗传学分支学科。基因与细胞、环境因素之间的相互作用决定了发育。发育所涉及的基因产物包括:转录调控蛋白;与细胞相互作用,指导特异发育途径的扩散因子;扩散因子的受体;结构蛋白;胞内信号分子;其他蛋白等。因此,大部分的人类发育疾病都是染色体、亚染色体或基因突变的后果。

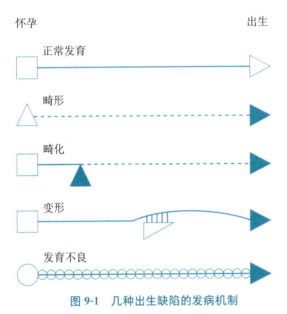

图 9-1 几种出生缺陷的发病机制

根据出生缺陷发病机制、缺陷所涉及的器官及临床表现,常把出生缺陷分为畸形、变形、畸化、序列征、发育异常、综合征和联合征(图 9-1)。

(一) 畸形

畸形(malformation)是指某一器官或器官的某一部分原发性缺失,其基本原因是发育过程中的遗传缺陷,导致发育过程的阻滞或方向错误。常见的畸形包括如房间隔缺损、室间隔缺损在内的先天性心脏病,唇裂或(和)腭裂,神经管缺陷(neural tube defect, NTD)等。

许多仅涉及单个器官的畸形呈多基因遗传,是基因和环境因子之间的交互作用的结果。而多发性畸形更可能源于染色体畸变。其中,染色体失衡占 25%,最常见的是 21 三体、18 三体和 13 三体。通过 αCGH 检测发现,10% 的出生缺陷源于基因组中的小的、新发生的亚显微缺失或重复,即拷贝数变异体(copy number variant, CNV);20% 的出生缺陷由单基因突变所致,如软骨发育不全(achondroplasia)、Waardenburg 综合征、Smith-Lemli-Opitz 综合征、Lowe 综合征等。

(二) 畸化

畸化(disruption)是指环境因素干扰了正常的发育过程导致器官或组织的异常,有时也称为继发性畸形。如羊膜破裂(amnion disruption),由于部分羊膜组织损坏而导致胎儿肢体某些部分被截断。环境因子包括缺血(ischemia)、感染(infection)、外伤(trauma)等。

(三) 变形

变形(deformation)是一种因为不正常的机械力扭曲牵拉正常的结构所形成的缺

陷。例如，由于羊水过少(oligohydramnios，即妊娠晚期羊水量少于 300 mL 的现象)或孪生使宫内拥挤或子宫异常而导致的髋部转位、马蹄足(talipes)。

变形常见于妊娠中期的发育阶段，此时胎儿蜷缩于羊膜腔和子宫。变形有进行治疗的可能，因为器官的基本结构是正常的。

(四) 序列征

序列征(sequence)是指由单个因素引发的级联反应(cascade)继而导致的单一器官缺陷。如在 Potter 序列征(Potter sequence)的发展中，羊水的慢性渗漏或胎儿尿液排出缺陷使羊水过少，导致胎儿压迫，表现为被压扁的面部特征、髋部转位、畸形脚、肺发育不全(pulmonary hypoplasia，即左、右肺芽虽已形成，但其后的发育过程紊乱，有的造成肺叶、肺段缺失，有的支气管树虽已形成，但不能最终形成肺泡)，新生儿常死于呼吸衰竭(图 9 - 2)。

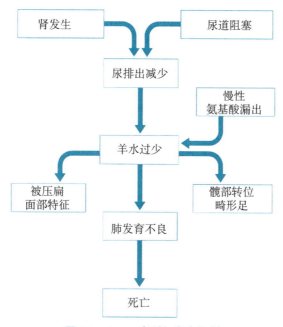

图 9-2　Potter 序列征发生机制

(五) 发育异常

发育异常(dysplasia)是指细胞不正常地形成组织。这一异常可出现于机体所有特定的组织中。如外胚层发育异常(ectodermal dysplasia)，异常存在于由外胚层起源的多种组织中，如毛发、牙齿、皮肤、指甲等。大多数发育异常是由单基因缺陷引起的。

(六) 综合征

综合征(syndrome)是指多个症状和体征组成的一组症候。大多用于有相同症状和体征的一组疾病的描述。虽然"综合征"一词的使用十分宽泛，但在理论上，综合征是指已知致病病因,并具有一定的可识别的畸形模式(pattern)。如染色体畸变引起的 21-三体综合征,单基因缺陷引起的 Van der Woude 综合征等。

(七) 联合征

联合征(association)是指几种畸形在发生机制上并不能用上述的序列征、综合征发生的机制来解释,但又非随机地一起发生。关联征的命名通常是使用首字母缩略词,如 VATER 联合征是脊椎(vertebral)、直肠(anal)、气管食管(tracheoesophageal)、肾脏(renal)畸形的总称。

一般认为,联合征的发生与遗传因素的相关性较小,因而再发风险低。

二、出生缺陷的防控策略

由于完全防止出生缺陷的发生几乎是不可能的,故胎儿宫内早期诊断是预防出生缺陷的必要补充。随着现代医学的迅猛发展,越来越多的畸形可以在出生前作出明确诊断,某些畸形还可进行宫内治疗。曾生育过严重畸形儿的孕妇,多次发生自然流产、死胎、死产的孕妇,孕早期服用过致畸药物或有过致畸感染,或接触过较多射线、长期处于污染环境及羊水过多或过少的孕妇,均应进行宫内诊断(产前诊断)。

随着许多物理学(超声诊断、影像诊断等)、生物化学(生物分析等)、分子生物学(DNA 分析等)技术的发展,产前诊断已得到越来越广泛的应用。产前诊断(prenatal diagnosis;antenatal diagnosis)和产前筛查(prenatal screening)的目的就是向可能生育出生缺陷或遗传病患儿的孕妇及其配偶提供预警信息及选择性预防方案。对于产前 DNA 诊断的目的,不少人总是片面地以为就是检测异常胎儿,随后进行人工流产而终止妊娠。其实,①就整个群体而言,孕妇尽管是高危个体,但异常胎儿的发生率依然很低。因此,产前诊断的目的是使一些蒙上遗传病阴影的夫妇重见阳光;②对于一些已经生育了患儿的夫妇来说,产前诊断是分析患病子女病因的重要信息来源;③部分遗传病在宫内或在出生后可以得到治疗。

(一) 绒毛取样术

目前常用的有创产前 DNA 诊断是通过绒毛取样术(chorionic villus sampling, CVS)或羊膜穿刺术(amniocentesis)获取胎儿的组织细胞,进行相关分析的技术。

CVS 是在 B 超的监视下,经宫颈或腹部的绒毛膜区域进行的活检取样,一般在妊娠的第 10~13 周进行。绒毛源自胚胎的滋养层,胚泡的外胚部分。与孕中期羊膜穿刺术相比,CVS 的主要优势为在孕早期即可进行,即提前了约 2 个月,缩短了确诊时间,可及早供被检者考虑选择终止妊娠。但是,CVS 无法检测甲胎蛋白(α-fetoprotein,AFP)。因此,只有通过孕妇血清筛查、羊膜穿刺术和 B 超等方法检测胎儿是否为开放性神经管缺陷(neural tube defects,NTD)。另外,约有 1% 的 CVS 检测结果模棱两可,原因是染色体的镶嵌现象(包括真嵌合体和假嵌合体)。

(二)羊膜穿刺术

羊膜穿刺术是指将穿刺针经孕妇的腹部插入到羊膜囊,采集羊水标本(一般为 20 mL),进而检测羊水中的胎儿脱落细胞,分析胎儿的代谢状况、染色体组成、基因是否存在缺陷等。

在羊膜穿刺术前,先用常规超声检查评估胎儿的活力、胎龄(测量胎儿的头围、腹围和股骨长度)、胎儿的个数、羊水量、胎儿的常态解剖结构及胎儿和胎盘的位置,以决定穿刺针插入的最佳位置。羊膜穿刺术一般为门诊手术,时间为孕妇的末次月经后第一天算起第 16~20 周。

(三)B 超检查

B 超检查是一种简便易行且安全可靠的无创性官内诊断方法,可在荧光屏上清楚地看到胎儿的影像,不仅能诊断胎儿外部畸形,还可诊断某些明显的内脏畸形(先天性心脏病、内脏外翻、多囊肾、NTD、无脑畸形、脑积水、水肿胎儿、葡萄胎等)。

(四)NIPT、NIPS 和 NIPD

无创产前检测(noninvasive prenatal testing,NIPT)或无创产前筛查(noninvasive prenatal screening,NIPS)是非侵入性的,不会引发孕妇流产风险的产前筛查或产前诊断方法。胎儿游离 DNA 一般在妊娠第 7 周时出现在母本的血浆中,可代表胎儿的全基因组,产后 1 天即迅速在母体内被清除。妊娠期间循环血浆中 2%~10% 的胎儿游离 DNA(cell-free fetal DNA,cffDNA)来源于胎儿胎盘的滋养层。因此,通过高通量测序技术分析孕期第 10 周及以后的胎儿游离 DNA,可检测胎儿的非整倍体或单基因病,不仅具有无创性的取样过程对孕妇和胎儿无损伤的优势,而且具有很高的敏感度和特异性。

NIPT 是产前诊断的一项革命性进展。目前,NIPT 还仅仅是一项筛查手段,主要用于筛查非整倍体三体胎儿(21 三体、18 三体、13 三体),而非诊断技术,仍不成熟。NIPT 的筛查结果,还是要依靠 CVS 或羊膜穿刺术予以最后确诊。但是,NIPT 有望在数年内实现对胎儿的单基因病检测,成为一种无创产前诊断(noninvasive prenatal diagnosis,NIPD)技术。

(五)植入前遗传学诊断

植入前遗传学诊断(preimplantation genetic diagnosis,PGD)是在体外受精(in vitro fertilization,IVF)中,经过分子或细胞遗传学检测后,选择不携带某种遗传病的胚胎植入子宫中。因此,PGD 从生殖源头上阻断了遗传病在家系中的传递,适用于不愿终止妊娠,但又有高风险生育特异遗传病或非整倍体后代的夫妇。

PGD 可检测单个卵裂球或单个胚泡。先在显微操作下完成极体的移除、体外受精、培养,再从 6 细胞或 8 细胞胚胎中取单细胞进行活检。卵裂球活检是检测培养 3 天后的胚胎(8~16 个细胞)中的单个细胞;胚泡活检则是取培养 5~6 天后的胚胎(此时胚泡已发育形成)中的 5 个滋养外胚层细胞进行检测。用聚合酶链反应(polymerase chain reaction，PCR)、荧光原位杂交(fluorescence in situ hybridization，FISH)、染色体微阵列(chromosomal microarray analysis，CMA)等技术诊断单基因病和染色体畸变。经分析后不携带遗传病的正常胚胎，则进行移植、受孕，这与常规辅助生育的体外受精手段无异。异常胚胎则被丢弃。目前，尚未发现PGD对胚胎的正常发育有影响。

首例PGD实施于1990年。迄今，全世界经PGD出生的正常婴儿已达几千例。PGD引起的争议有：①单细胞分子分析的精准问题。PGD的假阳性率为6%左右，假阴性率为1%左右，明显高于CVS和羊膜穿刺术的流产风险。虽然近年来出现的胚泡活检法可提供多达5个单细胞用于分析，准确率大幅提高，但仍待探索；②PGD虽然避免了CVS和羊膜穿刺术因终止妊娠带来的某些伦理、宗教和心理学问题，但异常胚胎被丢弃的做法，被一些人认为与人工流产无异。

第三节 优生学、优生运动与新优生学

优生科学(eugenic science；well bear)是研究使用遗传学的原理和方法以改善人类遗传素质(hereditary predisposition)，使人类能够获得体质健康、智力(intelligence)优秀的后代的科学。这里所说的遗传素质是从亲代传递到子代体格和智能上的遗传性状的总和。因此，优生科学是一门综合性的学科，涉及遗传医学、临床医学及环境科学等众多领域。同时，优生科学又涉及人口学、伦理学、社会学和法学等社会科学，是一项严谨的社会工程，必须通过社会措施才能在人群中得以广泛开展。

随着现代科学的日益发展，优生的概念已大幅扩展，除了改善遗传素质外，新优生学(neoeugenics)还包括通过改善后天环境的各种措施，促使优秀的遗传素质得到充分地发挥，以确保人类获得更加健康、更加优秀的后代，即通常所说的优育(well rear)。

一、作为一种文化现象的"优生"

顾名思义，"优生"的"生"是指"出生"，"优"是指"优秀、优良"，故"优生"就是"生优"。狭义的"优生"是指通过某些医学手段，减少遗传病和出生缺陷发生的生产；而广义的"优生"是指从怀孕前着手，避免孕前、孕期任何对于胚胎不利因素的暴露，尽可能保证健康胎儿出生。

优生作为一种文化现象的历史，显然要比其作为一门学科的历史悠久得多。优生实践的历史和人类自身的历史息息相关。在婚姻制度尚未健全的原始社会历史阶段，就有对出生时有明显残疾的婴儿予以处死的恶习。仅仅从选择"优秀"的后代这一角度来看，可以认为这是一种原始的优生意识。其目的无非是使那些"疾病基因"不致传递和扩散，从而限制遗传病的蔓延。到了氏族社会和封建社会，人类的婚姻关系逐渐进步，一般总

会排除直系血亲之间的婚配。例如,在我国春秋战国时期的文献中,就有"男女同姓,其生不蕃"的记载,提示近亲婚配的后果。两千多年前的《后汉书》卷56《冯勤传》中,还提到了选择性婚配使得子代的身高得以改善的优生学例子。著名的古希腊哲学家柏拉图被认为是倡导优生的先驱,他竭力主张对婚姻关系加以控制和调节,以达到生育优秀子代的目的,并倡言应将衰弱、有病或精神发育迟缓(mental retardation)的个体处死。到了公元3世纪,古罗马皇帝狄奥多西一世(Theodosius I)还曾颁布法规禁止表亲结婚,违者治罪,科以重刑。古代犹太人的法典中也规定多种有亲属关系的男女不能结婚。

可见,优生历来是人类生育所追求的美好理想。

二、优生学发展的误区

1883年,著名的英国科学家、进化论的提出者达尔文(C. R. Darwin,1809—1882)的表弟高尔顿(F. Galton,1822—1911)首先创造了术语"eugenics"(优生学)。他给出的优生学定义是:"在社会控制下,能够从体力和智力等方面改善后代的种族素质的各种动因的研究",意指选择"最好的"个体进行婚配,以提高人群的素质。高尔顿的本意是促使具有优良或健全素质人口的增加,并防止具有不良素质人口的增多。到了19世纪晚期,高尔顿和其他学者开始鼓吹这种选择性生育(selective breeding)的思想,因而发起了一场所谓的"优生运动(eugenics movement)",影响了近半个世纪。这种优生运动提倡的所谓理想品质,过分地强调了人类聪明才智的遗传,鼓励某些人群生育,宣扬种族或民族的优劣,将阶级差别与遗传学等同起来,充满了社会、种族和经济偏见,并与社会上的反移民主义和种族主义思想相吻合。人们所认为的缺乏教育,当时被蔑视为一种家族性"低能(feeble-mindedness)";乡村贫穷则被当时的优生学家们归根于遗传性的"懒惰(shiftlessness)"。性状或特征是否由遗传决定,遗传因素的作用有多大,这本是复杂的科学问题,但在当时却被严重低估。不言而喻的是,大部分人类性状的遗传方式很复杂,受环境因素的影响很大。而狡诈的反动政客恰恰利用种族主义、等级主义与伪优生学中的这种臭味相投,打着优生的旗号进行反人道行径,给人类带来了极为严重的恶果和灾难。

例如,在19世纪70年代的英国,下层阶级与中上层阶级之间人口出生率的反差及其引发的对未来种族素质影响的担忧,使得英国中上层阶级囿于狭隘的阶级偏见思维,利用优生学在社会上的逐渐流行,决定控制下层阶级的人口出生率,并通过所谓的"优生运动"迫害形式得以实现。而在19—20世纪之交的美国,工业化、城市化及新移民潮所引发的人口格局巨变引起了土生白人社会及不少优生学家的不安和忧虑。以弗吉尼亚州《种族纯正法》和《强制绝育法》、联邦《移民限制法》三大优生立法的确立为标志,试图改善人口素质的优生运动在20世纪二三十年代的美国达到了高潮。到了第二次世界大战(1939—1945)期间,不可一世的希特勒借机将反人类的"优生运动"在纳粹德国推向了顶峰。希特勒狂妄地叫嚣要创造一个子虚乌有的雅利安"优等民族"世界，毫无人性地在第二次世界大战期间屠杀了600万犹太人。这一人类历史上骇人听闻的法西斯暴行及其他一些秘密大屠杀计划，使得优生科学和某些正确的优生政策蒙受了巨大的耻辱，至今让许多人心有余悸，总是将"优生学"一词与纳粹德国搅在一起。当然，许多坚持科学立场的优生学家，在当时就对上述错误和罪行进行了严肃的猛烈批判。例如，被尊称为"中国优生学之父"的潘光旦教授（1899—1967）在法西斯横行的1939年，便旗帜鲜明地撰写了"演化论与几个当代的问题"一文，明确批判纳粹的反人类行径。到了20世纪中叶，许多科学家开始评估开展优生运动的理论和伦理问题。

三、优生、优育、遗传咨询和新优生学

优生是强调"生"得"优"，其重点内容是减少出生缺陷。但是，如果一个出生健全的婴儿在后天环境中得不到很好的哺育和教养，也很难保证其身心健康，故优育强调"育"得"优"，其工作范围包括从受精以后的全部胚胎发育过程直到分娩后婴幼儿的保育。换言之，优生侧重于避免人类的致病基因型，而优育则着眼于表型的正常表达。广义的优育应包括良好的家庭教育、学校教育和社会教育。只有优生和优育双管齐下，才能培育出真正德、智、体、美全面发展的后代，促进人口素质的提高。例如，优境学（euthenics）研究如何改善人类的物理、生物和社会的环境条件，从而保证个体的体格和智力得以健康发展，其主要内容包括孕期医学、围生期医学、婴幼儿保健和幼儿教育等。

遗传咨询（genetic counselling）是指从事遗传医学的专业人员或医师，对被咨询者提出的家庭中遗传病的相关问题予以解答，并对其婚育问题提出建议和具体指导的过程。显然，遗传咨询是帮助患者及其家族处理遗传病带来的伤害，而优生学的目标是减少遗传病的发生和降低有害等位基因在人群中的频率，两者不能对等。帮助患者及其家族的所有做法（特别是生育的问题）都是在其自愿决定的环境下进行的，是非强迫性的非指导性咨询。非指导性咨询即个人的自主权和隐私权是第一位的，不受制于降低全社会的遗传病负荷，或理论目标为"改善基因库"（gene pool）等极权主义的幌子——与纳粹的所谓"种族卫生"无异。然而，真正的非指导性咨询（nondirective counseling）可能是虚空的，很难真正实现，因为咨询师会不知不觉地在交流过程中将个人的看法和价值观带给患者及其亲属。尽管很难达到理想的非指导性咨询，但自主权（respect for autonomy）、仁爱（beneficence）、避免作恶（avoidance of maleficence）和公正（justice）的伦理学原则仍然是所有临床遗传咨询的中心法则，尤其是当涉及个体的生育决定时。

优生是一门十分严肃的医学分支学科，是利国利民、造福千万家庭的大好事，虽然纳粹德国打着"优生"旗号进行的反人类行径使得优生学白白蒙冤，以至于许多人对"eugenics"一词耿耿于怀，甚至斥之为"伪科学"（pseudoscience）。更有许多对中国持严重偏见立场和不怀好意的人，长期以所谓"侵犯人权"等为借口，对我国的计划生育、人口

政策和优生举措横加指责。更可悲的是,我国不少民众(包括科学家)也不加以仔细思考和分辨,断章取义,长期屈服于上述"国外权威人士""主流医学"的蛮横意志,一味迎合上述错误观点,严重阻碍了优生科学在我国的发展。然而,真理永远是真理,优生学的科学成分并未被一度严重存在的伪科学成分所淹没和压倒。相反,从20世纪前半期开始,优生学的科学基础和技术基础在不断地扩大。随着许多物理学(超声诊断、影像诊断等)、生物化学(生物分析等)、分子生物学(DNA分析等)技术的发展,人类生殖的产前筛查和产前诊断已得到越来越广泛的应用。产前筛查和产前诊断的目的就是向可能生育出生缺陷或遗传病患儿的孕妇及其配偶提供预警信息及选择性预防方案。产前筛查通常为无创性,包括分析孕妇的外周血样本,以及超声等影像学检查手段;产前诊断是指罹患遗传病的个体在其出生前利用各种方法予以确诊的一种诊断方法。夫妇生育过出生缺陷患儿,或遗传病家族史阳性,或携带者筛查为阳性,或产前筛查显示高风险,这些均提示胎儿为异常的高风险。

随着产前筛查和产前诊断的广泛普及,越来越多的遗传病胎儿(尤其是致残性、致死性遗传病胎儿)可能会被终止妊娠,这难免给已经怀孕的夫妇双方及其家庭带来一定的痛苦和创伤,也引起了许多伦理、宗教争议。鉴此,PGD技术应运而生。因此,一个不争的事实是现代优生学早已逐步进入以PGD、NIPT为标志的"新优生学"时代。被誉为"试管婴儿之父"的2010年诺贝尔生理学或医学奖获得者、著名英国学者爱德华(R. Edwards,1925—2013)生前就一直呼吁并鼎力支持优生科学的发展。

在生殖健康领域,医学技术的迅猛发展和广泛应用,基础医疗保健服务的提供等,一方面挽救了千千万万妇女儿童的生命,提高了人口质量,为全球的社会经济与和谐发展带来了莫大的裨益;但另一方面,这些技术的应用和服务使得人类的性与生殖产生了分离,甚至使得受精、妊娠和分娩的自然生理过程均发生了人为改变,人类生命也可通过医学手段得以延续或加速终止[如安乐死(euthanasia)]。这些"违背自然规律"的技术与传统文化、宗教教义和人们对生命价值的探讨,都产生了诸多道德上的争议,造成不少伦理冲突,值得深入研究。

无论如何,我国的优生科学历来是以"健康生殖(health birth、birth health 或 birth healthy care)"为出发点和落脚点的综合科学,是"健康中国"的一个重要组成部分。因此,优生或"健康生殖"尤其应该受到特别的重视。

(张咸宁)

第 十 章　衰老人类学

　　生命体自诞生起就要经历生长、发育、成熟、衰老、疾病，直至死亡的历程，人类也是如此。虽然永葆青春一直是人类一个古老的愿望，但衰老是不可抗拒的自然规律和客观规律。衰老过程包括机体形态、生理功能、代谢在内的一系列变化。

　　对于人体来说，衰老有生理性衰老、病理性衰老和心理性衰老。在生命的最后阶段，生理性衰老和病理性衰老可能合二为一。心理性衰老是一个重要的医学人类学命题，文化、宗教、生活方式、价值观取向都是心理性衰老的影响因素。

　　衰老的过程发生在生物的整体水平、细胞水平及分子水平等不同层次。在不同层次衰老有其不同的意义。分子水平的衰老是生命新陈代谢必需的，不管其个体是新生的还是老年的，分子始终处于新陈代谢过程中，这样才能保证生命功能的正常运转；细胞水平的衰老及死亡是为了组织的更新，有积极的意义（如血液中细胞的衰老更新），在生命的不同阶段都能发生；有些细胞的衰老则可能是病理性的，是一些疾病的发生基础（如帕金森病等许多神经系统疾病）；机体的生理性衰老是生命的基本特征之一，从进化角度讲，衰老具有积极的意义；从社会文化角度讲，衰老是一个无解的话题。

第一节　细胞衰老

　　细胞是生命体的基本组成单位，因此细胞水平的衰老和死亡也是细胞生命活动的必然规律，是重要的细胞生命现象。机体中细胞的衰老、死亡现象从胚胎时期就开始了，细胞的衰老和死亡并不意味整体的衰老与死亡，但它最终将是整体衰老和死亡的基础。

一、细胞衰老的概念

　　细胞衰老（cell aging 或 cell senescence）是细胞在结构和功能上的衰变、退化。如前所述，细胞的衰老并不意味着机体的衰老，可能仅仅是机体组织正常的新陈代谢，如红细胞的衰老；也可能是组织器官衰老的基础，如神经细胞的变性（degeneration）、衰老，最终将导致脑的衰老。

根据细胞的增殖能力、分化程度和生存时间,可将人体的组织细胞分为4类:①不断更新组织细胞。它们是执行某种功能的特化细胞,经过一定时间后衰老、死亡,再由新细胞分化成熟补充以保持细胞数量恒定,如上皮细胞、血细胞;②稳定组织细胞。这些是分化程度较高的组织细胞功能专一,正常情况下没有明显的衰老现象,细胞分裂少见,但在某些细胞受到破坏丧失时,其余细胞也能进行分裂,以补充失去的细胞,如肝、肾细胞;③恒久组织细胞。它们属高度分化的细胞,个体一生中基本没有细胞更替,破坏或丧失后不能由这类细胞分裂来补充,如神经细胞、骨骼肌细胞和心肌细胞,但是可以由干细胞增殖、分化,替代损伤、死亡细胞;④可耗尽组织细胞。如人类的卵巢实质细胞,在一生中逐渐消耗,而不能得到补充,最后消耗殆尽。

二、细胞衰老的特征

衰老细胞脱离细胞周期并不可逆地丧失了增殖能力,细胞生理、生化也发生了复杂变化。例如,细胞呼吸率减慢,酶活性降低,最终反映出形态结构的改变,表现出对环境变化的适应能力降低和维持细胞内环境稳定的能力减弱,出现功能紊乱。总体来看,有以下几类特征。

(一) 细胞水分减少,体积缩小

细胞内的水分随衰老逐渐减少,导致细胞收缩,体积变小,原生质浓缩,黏稠度增加,细胞形态发生改变。

(二) 膜体系的变化

在细胞衰老过程中,细胞膜体系及细胞表面发生一系列变化。胆固醇与磷脂之比随年龄而增大,膜由液晶相变为凝胶相或固相,黏度增加,膜的流动性减小,使膜受体及信号转导受到阻碍。其选择透性降低,在机械刺激或压迫下,膜出现裂隙、渗漏,引起细胞外钙离子大量进入细胞质基质,并与钙调蛋白结合产生一系列生物化学反应,导致磷脂降低,细胞膜崩解。

(三) 细胞器的改变

1. 细胞核的变化　核膜内陷(invagination)是衰老细胞核最明显的变化,染色质会发生凝聚、固缩、碎裂、溶解,以及核仁不规则变化。

2. 线粒体的老化　线粒体的老化是细胞衰老的重要原因之一。细胞中线粒体的数量随年龄减少,而其体积则随年龄增大。例如,在衰老小鼠的神经肌肉连接的前突触末梢中可以观察到线粒体数量随年龄减少,有人称它是决定细胞衰老的"生物钟"。

衰老细胞内线粒体平均体积及总体积会有所改变,其形态结构也有明显变化。例如,对18~19个月龄的老年大鼠与3~4个月龄年轻大鼠肾的线粒体在电镜下进行比较观察,发现老年大鼠的近曲小管上皮细胞内线粒体明显肥大、肿胀,并出现巨大的线粒体,而数量显著减少,细胞线粒体总体积下降。与年轻大鼠肾细胞内的线粒体相比,老龄鼠的线粒体嵴排列紊乱,表现出菱形嵴、纵形嵴和嵴溶解等现象。

衰老细胞线粒体内膜表现出通透性增强,对无机离子(主要是钾离子)渗透能力降低,改变了分子的静电作用,导致大分子凝聚,功能出现障碍。水分丢失导致衰老细胞线粒体内代谢产物的弥散受到限制,引起衰老细胞线粒体内膜形态发生变化,ADP/ATP转换活动显著降低。

3. 内质网的变化　在光学显微镜下,用碱性染料染色后,观察小鼠、人的大脑及小脑的某些神经元,发现神经元中尼氏体(Nissl body)的含量随年龄增长而下降,而神经元的尼氏体由神经元的内质网和核糖体组成,衰老细胞中糙面内质网的总量减少。

4. 溶酶体的变化　细胞衰老还表现在多种溶酶体酶活性降低,对各种外来物不能及时消化分解,使之蓄积于细胞内,形成衰老色斑(老年斑)。此外,老化的溶酶体可消化分解自身细胞的某些物质,导致细胞死亡(图 10-1)。

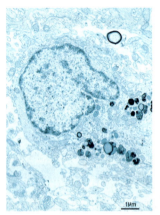

图 10-1　显示细胞内与溶酶体功能下降相关的颗粒

(四) 细胞骨架的改变

随着细胞衰老的进程,G 肌动蛋白含量下降、微丝数量减少,结构和成分发生改变,核骨架改变,使微丝对膜蛋白的运动作用失衡,对受体介导的信号转导系统发生改变,影响细胞表面大分子物质的表达和核内转录。

(五) 细胞内生化改变

随着细胞的衰老,细胞内一系列化学组成及生化反应也发生变化。首先是氨基酸与蛋白质合成速率下降,细胞内酶的含量及活性降低。老年人的白发增加,就是头发基部黑色素细胞酪氨酸酶活性下降的结果。此外,衰老神经细胞中硫胺素焦磷酸酶(thiamine pyrophosphatase)的活性减弱,导致高尔基复合体的分泌功能、囊泡运输功能下降。

(六) 细胞外基质改变

细胞外基质大分子交联增加,如结缔组织含丰富的胶原蛋白和弹性蛋白,胶原分子间产生的交联链随年龄而增加,使胶原纤维吸水性下降,上皮下的基底膜交联增加,引起基膜增厚。随着年龄的增加,晶状体纤维可溶性蛋白减少,不溶性蛋白的种类及其分子质量增加。

(七) 致密体的生成

致密体(dense body)是衰老细胞中常见的一种结构,绝大多数动物细胞在衰老时都会有致密体的积累。除了致密体外,这种细胞成分还有许多不同的名称,如脂褐质(lipofuscin)、老年色素(age pigment)、血褐素(hemofuscin)、脂色素(lipochrome)、黄色素(yellow pigment)、透明蜡体(hyaloceroid)及残余体(residual bodies)等。致密体由溶酶体或线粒体转化而来。多数致密体具有单层膜且有阳性的磷酸酶反应,这与溶酶体是一致的。

第二节 器官衰老

如前所述,虽然细胞衰老并不等同于组织器官的衰老,然而细胞衰老是组织器官衰老的基础,最后造成器官的衰老并导致个体在整体水平上的衰老。随着衰老的进程,人的各个器官都会发生生理功能的增龄性改变,其中消化系统的变化虽然不是最明显的,但也有胃酸和其他消化液分泌减少等情况,且往往有明显的牙齿老化。而这些器官组织的衰老,加之免疫能力的降低也使得老年人容易罹患各种老年性疾病。

一、心血管系统

随着年龄的增长,心肌细胞体积会有所增大,但数目会减少,尤其是心肌传导细胞会减少,窦房结内的起搏细胞从 60 岁起就会逐渐减少,到 75 岁左右只有年轻人的 10% 左右;心肌细胞内出现脂褐素沉积。传导纤维也随着年龄的增长减少,而传导系统中的胶原组织会增加,在主动脉和二尖瓣等组织都会有不同程度的钙化现象,造成随着年龄增加而血管弹性下降。血管的改变会导致老龄化后血压的上升,特别是收缩压的上升更为明显。

二、呼吸系统

在衰老发生的过程中,呼吸系统的结构改变和功能衰退也是老年人在呼吸系统疾病如肺部感染、哮喘等中容易发生急慢性呼吸衰竭的原因。呼吸器官衰老的特征之一是肺萎缩,包括肺泡增大、肺泡壁变薄及毛细血管床的大量丧失。呼吸肌的力量变弱。而骨骼和肌肉的衰老对呼吸系统有着重要的影响,骨骼的变形和钙化造成了胸廓的改变,导致胸廓顺应性降低而影响到呼吸功能。气道壁中则弹性纤维含量降低,胶原含量增加;气管和支气管表面纤毛出现倒伏,气道阻力因此增加并出现小气道的损伤。这些结构上的改变都会造成生理功能受阻:肺的弹性回缩力降低,肺顺应性增强;最大有效气体交换面积减小,通气/血流比失调,导致换气功能的逐步下降。

三、泌尿生殖系统

肾脏是人体代谢的重要器官,在衰老过程中肾脏的重量会减少,肾小球的数目下降,肾小球内单位面积的毛细血管襻也逐渐减少,基膜却增多。肾小球的滤过功能自40岁以后开始逐年下降,肾小球滤过率(glomerular filtration rate,GFR)在20岁时约为122.8 mL/min,到60岁时下降至96 mL/min,80岁时65.3 mL/min。GFR下降使得肾脏对机体代谢产物的清除能力降低。与此同时,肾小管的排泄与再吸收功能的下降也非常明显。而尿道的改变,如膀胱容量的变小,膀胱括约肌收缩力无力都会造成老年人的排尿障碍,产生尿失禁、尿潴留等问题。

随着衰老进程,性腺的结构和功能都会发生退化。男性在50岁以后性腺组织萎缩,睾丸体积缩小,生精细胞数量减少,生精上皮变薄,产生精子的能力下降。副性器官也发生衰退,其中前列腺的改变常常比较明显,60岁以上的老年人约1/3会出现前列腺肥大的情况。随着性器官的衰老,睾酮/雌二醇等性激素水平下降明显,性功能也发生显著的衰退。

众所周知,女性到了45~55岁会进入更年期,此时卵巢开始萎缩,卵巢上皮变薄。雌激素水平包括雌二醇、雌三醇、黄体酮等显著降低。最终停经。

四、神经系统

整体上,大脑的重量到了老年后会有所下降,CT检查显示脑回萎缩,脑沟变宽。神经细胞的突触结构也会发生改变,树突上的树突棘会减少,轴突末端的突出形态也有改变,神经细胞内出现脂褐素沉积。在老年大脑中出现原纤维缠结,这个变化在阿尔茨海默病患者中尤为明显,可在其大脑中发现大量的原纤维缠结并有淀粉样蛋白沉淀。神经细胞的衰老导致神经递质的合成和运输的变化,对记忆、情绪调控等都会造成影响。

五、感觉器官

老花眼和白内障都是老年人中发生率极高的眼科问题,衰老导致晶状体弹性降低,而且眼部肌肉的调节能力减退,导致变焦能力降低。因此,当看近物时,由于影像投射在视网膜时无法完全聚焦。这是形成老花眼的主要因素。而由于晶状体蛋白质变性导致混浊,则是白内障发生的原因。

听觉的衰退也是衰老的主要表现之一,衰老是内耳的听觉细胞减少,耳蜗神经节、颞叶神经细胞也都减少;听小骨链退化,导致老年性耳聋,主要表现为双侧感音神经性耳聋、耳鸣、高频声音听力下降等。

六、皮肤、肌肉、骨骼

老年人皱纹丛生正是皮肤衰老的表现,衰老进程中皮肤的皮下脂肪减少、弹性纤维和胶原合成都下降。皮肤细胞的脂褐素沉积会生成俗称"老年斑"的老年性着色斑。骨骼肌的老化则主要表现在肌细胞的数量减少、肌纤维萎缩。激素水平下降等多种因素易导致老年人骨质疏松,另一方面,关节滑囊液减少、关节软骨变硬、变脆造成关节的老化。脊柱的椎间盘软骨退化会导致脊柱弯曲。

第三节 衰老的机制

有关衰老的机制,有许多假说和理论。如遗传程序学说(genetic program theory)、线粒体 DNA 损伤学说(mitochondral damage theory)、自由基学说(free radical theory)、错误成灾学说(error catastrophe theory)、端粒缩短学说、神经内分泌学免疫学说等。衰老是一个复杂的生命现象,是多种因素包括环境因素和体内因素共同作用的综合反应,而以上提出的理论多是从不同角度反映了衰老这一复杂过程的某一侧面或层次,因此目前仍然未形成较为一致的论点。

一、衰老的遗传学说

该学说认为衰老是遗传控制的主动过程。细胞核基因组内存在遗传"生物钟"。一切生理功能的启动和关闭,生物体的生长、发育、分化、衰老和死亡都是按照一定程序进行及控制的。大量研究资料证明,物种的平均寿命和最高寿限(maximun life-span)是相当恒定的,子女的寿命与双亲的寿命有关。成人早衰综合征(Werner's syndrome)是由 *WRN* 基因突变所致,而儿童早衰综合征(Hutchinson-Gilford syndrome,HGPS)是由核纤层蛋白 A(*LMNA*)基因突变,产生了异常的核纤层蛋白 A,使核膜不稳定,影响 DNA 复制和表达,细胞结构及功能逐渐退化。

寿命受基因控制,因而可能存在所谓的"衰老相关基因"(scenscence-associated gene,SAG)和"抗衰老相关基因"(anti-scenscence-associated gene)。

近年来发现,*p16^{INK4a}*、*p53*、*p21*、*Rb* 基因及 β 淀粉样蛋白基因等与衰老有关,称为"衰老相关基因"。*p16^{INK4a}* 基因编码的蛋白质是作用于细胞周期关键酶之一的周期蛋白依赖性激酶 4(cyclin-dependent kinases 4,CDK4)抑制因子,首先由坎伯(A. Kamb)等于 1994 年发现。该基因全长 8.5 kb,包括 3 个外显子,编码相对分子质量 16 000 的蛋白质,称为 P16 蛋白,它的缺失与大部分肿瘤有关,*p16^{INK4a}* 基因被认为是肿瘤抑制基因。但近年来的研究表明 *p16^{INK4a}* 还与细胞衰老有着紧密联系。*p16^{INK4a}* 在人类细胞衰老过程中的表达持续增高,甚至较年轻细胞高 10~20 倍。将该基因导入成纤维细胞后,细胞衰老加快;而抑制 *p16^{INK4a}* 表达,使细胞增殖能力和 DNA 损伤修复能力增强,端粒缩短速度减慢,衰老表征延迟出现。

$p16^{INK4a}$ 基因起始信号 ATG 上游 491~485 bp 处存在一个由 6 个核苷酸序列 GAAGGT 构成的负调控元件,命名为 ITSE。年轻细胞内存在 24 kb 的负转录因子,能与 ITSE 结合,抑制 $p16^{INK4a}$ 基因表达。衰老细胞中缺乏此负转录因子,故 $p16^{INK4a}$ 基因高表达。如果用缺失突变方法使该负转录元件不表达,则 $p16^{INK4a}$ 表达增强,细胞发生衰老。

$p16^{INK4a}$ 基因表达与 Rb 基因密切相关。当 Rb 基因功能下调则 $p16^{INK4a}$ 基因表达呈高水平。在细胞内 Rb、$p16^{INK4a}$、细胞周期蛋白(cyclin)D 和 CDK 等因子共同组成负反馈调节系统。当 CDK 被激活时,Rb 磷酸化而失活,$p16^{INK4a}$ 基因的表达代偿性增加,cyclinD 的活性下降;而 $p16^{INK4a}$ 基因的激活与 cyclinD 的下调又抑制了 CDK 的活性,阻止细胞从 G 期至 S 期的进程,从而对细胞的有丝分裂进行负反馈调节,使干细胞增殖能力及癌细胞增殖能力均降低,细胞衰老,寿命缩短。

目前认为,细胞老化相关信号途径主要有两条,分别是:P16-Rb 途径和 P53-P21-Rb 途径。通过这些抑癌基因的作用介导细胞老化,逃逸肿瘤发生。所以,衰老实际上是一种机体防止肿瘤发生的保护性机制。

同时,人类基因组中存在一些与抗衰老有关的基因,统称为"抗衰老相关基因"。抗氧化酶类基因、延长因子-1α(EF-1α)、凋亡抑制基因等都与"长寿"有关。如果将参与蛋白质生物合成的 $EF-1α$ 基因转入果蝇生殖细胞,可使子代果蝇比其他果蝇寿命延长40%,说明 EF-1α 可能具有长寿作用。"长寿"常常与机体代谢能力及应激能力增强有关。

细胞通过衰老相关基因和抗衰老相关基因的表达影响细胞的寿命。但是人与动物不同,人的寿命除了受内外因素、外部环境的影响外,还受社会因素、精神压力等因素的影响,所以基因不能完全决定人类的衰老或长寿。从理论上推测人类寿命可以达 120~150 岁(一般是成熟期长度的 5~7 倍),但实际寿命却比这短得多。

二、衰老的损伤积累学说

随着时间的推移,各种细胞成分在受到内外环境的损伤作用后,修复能力逐步下降,使"差错"积累,导致细胞衰老。根据对导致"差错"的主要因子和主导因子的认识不同,有不同的学说。

(一) 代谢废物积累学说

该学说认为细胞代谢产物积累至一定量后会危害细胞,引起衰老。例如,神经细胞中 β-淀粉样蛋白(amyloid β-protein,Aβ)沉积,会引起阿尔茨海默病。

(二) 自由基学说

瞬时形成的含不配对电子、原子团的特殊状态的分子或离子被统称为自由基。机体在活动过程中会产生一系列的超氧阴离子自由基($\cdot O_2^-$)、羟基自由基($\cdot OH$)、过氧化氢(H_2O_2)、氢自由基(·H)、脂质自由基(·L)、脂质过氧化自由基(LOO·)、有机自由基(R·)、有机过氧化自由基(ROO·)等。人体内自由基的产生有两个方面：一是环境因素产生的自由基，如高温、辐射、光解、化学物质等；二是体内各种代谢反应产生的内源性自由基。内源性自由基是人体自由基的主要来源，其产生的主要途径有：①线粒体呼吸链电子泄漏产生；②经过氧化物酶体的多功能氧化酶等催化底物羟化产生。此外，机体血红蛋白、肌红蛋白中还可通过非酶促反应产生自由基。

衰老的自由基学说是哈曼(D. Harman)于1956年提出的。此学说的核心内容是衰老起因于机体代谢过程中产生自由基，损坏细胞膜结构，引发DNA突变，造成功能蛋白合成误差；促进核酸和蛋白质的分子内和分子间逐步发生化学交联，使细胞不能发挥正常的功能，最终死亡；维持体内适当水平的抗氧化剂和自由基清除剂水平可以延缓衰老，延长寿命。

机体内其实存在自由基清除系统，可以最大限度地防御自由基的损伤。自由基清除系统包括酶类抗氧化剂和非酶类抗氧化剂两部分。酶类抗氧化剂是内源性抗氧化剂，主要有谷胱甘肽过氧化物酶(GSH-PX)、超氧化物歧化酶(superoxide dismutase，SOD)、过氧化物酶(peroxisome，PXP)及过氧化氢酶(catalase，CAT)。非酶类抗氧化剂是一些小分子化合物，主要有谷胱甘肽(GSH)、维生素C、维生素E、半胱氨酸、辅酶Q(coenzyme Q，CoQ)、丁羟基甲苯、硒化物、巯基乙醇等。

(三) 线粒体DNA突变学说

在线粒体氧化磷酸化生成ATP的过程中，有1%～4%的氧转化为氧自由基，也叫活性氧(reactive oxygen species，ROS)，因此线粒体是自由基浓度最高的细胞器。线粒体脱氧核糖核酸(mtDNA)裸露于基质，缺乏结合蛋白的保护，最易受自由基伤害，复制错误频率高，而催化mtDNA复制的DNA聚合酶γ不具有校正功能，线粒体内缺乏有效的修复酶，故mtDNA最容易发生突变。mtDNA突变使呼吸链功能受损，进一步引起自由基堆积，如此反复循环，导致衰老。研究证明衰老个体细胞中mtDNA缺失表现明显，并随着年龄的增加而增加；研究还发现mtDNA缺失与衰老及伴随的老年衰退性疾病有密切关系。人类的脑、心、骨骼肌的氧化应激(oxidative stress)最大，是最容易衰老的组织。

三、端粒学说

端粒(telomere)是真核细胞染色体末端的一种特殊结构。人类端粒由6个碱基串联重复序列(TTAGGG)和结合蛋白组成，具有维持染色体结构完整性，稳定染色体，防止染色体DNA降解、末端融合，保护染色体结构，调节正常细胞生长的功能。在具有增殖能力的细胞中，端粒DNA在细胞分裂过程中不能为DNA聚合酶完全复制，每分裂一次，此序列缩短一次，当端粒长度缩短到一定程度，会使细胞停止分裂，细胞逐渐衰老、死亡。因而,将端粒的长度作为细胞的有丝分裂钟(mitosis clock)来对待。

端粒酶是一种反转录酶,由 RNA 和蛋白质组成,是以自身 RNA 为模板,合成端粒重复序列,加到新合成 DNA 链末端。在人体内端粒酶出现在大多数的胚胎组织、生殖细胞、炎性细胞、更新组织的增殖细胞及肿瘤细胞中。

衰老的端粒学说由奥罗弗尼克夫(A. Olovnikov)提出。他认为细胞在每次分裂过程中都会由于 DNA 聚合酶功能障碍而不能完全复制其染色体。因此,端粒 DNA 序列逐渐丢失,最终造成细胞衰老死亡。

2009 年,瑞典卡罗林斯卡医学院将诺贝尔生理学或医学奖授予美国加利福尼亚旧金山大学的布莱克本(E. Blackburn)、美国约翰·霍普金斯医学院的格雷德(C. Greider)、美国哈佛医学院的绍斯塔克(J. Szostak),以表彰他们发现了端粒和端粒酶保护染色体的机制。他们的研究成果使人类衰老和癌症等的发病机制的揭示迈出了革命性的一步。

四、神经内分泌免疫调节学说

该理论提出,机体中各种不同细胞内基因的启动与关闭是受神经系统和内分泌系统调节的。大脑是控制机体衰老的"生物钟"。它是神经、内分泌两大系统的主宰者,以神经系统和内分泌系统网络通过电子、化学物质作为信息,调控人体所有细胞和器官生命力及衰退。例如,垂体与下丘脑互相联系,分泌各种激素调节着机体生长、发育、衰老的过程;下丘脑的衰老是导致神经和内分泌器官衰老的中心环节。由于下丘脑-垂体-内分泌系统功能的衰退,使机体表现出内分泌功能的下降,如生殖与性功能的衰退、免疫功能下降等表型。

第四节 老年疾病的人类学干预

近年来,随着社会科学、生命科学、心理科学的发展,对衰老及其相关问题的研究已形成一门新型独立的学科——老年学(gerontology);而在临床上,以老年病为主要对象的学科称为老年医学(geriatric medicine 或 geriatrics)。

一、常见的老年慢性病医学干预与人类学干预

随着机体器官的形态结构、生理功能和代谢能力的改变,老年人易罹患多种慢性疾病。根据近年来我国老年非传染性慢性疾病发生情况的流行病调查,我国老年人中高血压患病率高达 39%,代谢综合征患者亦达 20%～40%,糖尿病患者高达 4 000 万。此外,

动脉粥样硬化、脑血管病、骨质疏松、呼吸道感染等也都是常见的老年疾病。对重要的老年疾病的防治是老年医学的重要任务。

(一) 高血压的干预策略

原发性高血压(essential hypertension)是老年常见病。血压的持续升高会对心脏、肾脏、脑等多种脏器造成损害,高血压可加重左心室后负荷,导致心肌肥厚,继而引起心腔扩大,最终导致心力衰竭;高血压也是冠心病发生的重要因素。高血压患者还易发生脑出血、脑梗死等严重脑部疾病。高血压是一种多基因疾病,是遗传和环境共同作用的结果,有着复杂的发病机制。不良的生活方式,肥胖、高钠饮食、饮酒、吸烟、持续性应激等都是高血压发生的危险因素。

老年人高血压的干预首先是改变生活方式或文化模式。据统计持续饮酒者比不饮酒者 4 年内高血压发生风险增高 40%;超重和肥胖也是高血压的危险因子,BMI≥25 的人患高血压的风险是 BMI≤24 的人的 1.7 倍,通过体育锻炼和均衡饮食控制体重对于高血压的预防至关重要;均衡饮食特别需要注重低钠饮食,WHO 建议的每人每天盐的摄入量为 5 克,而我国居民每人每日食盐摄入量平均为 10.6 克,远远高于标准。另外,情绪激动也是诱发高血压的原因。高血压干预也要注意老年人的心理健康、情绪平稳。

由于高血压是一种复杂疾病,有明显的遗传因素的作用,并非保持健康的生活方式就能完全预防。因此,一旦患上高血压,药物治疗必不可少。特别是老年人往往伴有冠心病、糖尿病等其他慢性疾病,更应该严格控制血压以减少其他脏器受损的风险。对于老年高血压患者常用的降压药包括利尿剂、β 受体阻断剂、AngⅡ 受体拮抗剂、血管紧张素转换酶抑制剂、钙离子通道阻断剂等。用药的原则首先是从低剂量开始,以免突然使用较高剂量的药物造成较大的不良反应;必须坚持用药,高血压是需要终身治疗的疾病,不能因为服药后效果明显而自行停药;当药物小剂量治疗效果不理想时可首先考虑联合用药而非加大药量。

(二) 糖尿病的干预策略

糖尿病可分为胰岛素依赖型糖尿病(insulin dependent diabetes,IDDM)和胰岛素非依赖型糖尿病(NIDDM),后者也称为 2 型糖尿病,多为中年以后发病。在 2 型糖尿病的发病中,年龄、饮食等环境因素也起重要作用,近年来,我国糖尿病的发病率呈现上升的趋势。

肥胖是 2 型糖尿病最重要的诱发因素。肥胖会使外周靶组织的细胞膜胰岛素受体减少并伴有受体缺陷,使得胰岛素的生物效应降低而导致血糖升高。另外,感染、拮抗激素过高、应激、高血压等也都会成为糖尿病发病的风险因素。因此,建立良好的生活方式,特别是体重控制是中老年人预防糖尿病的关键。

和高血压一样,糖尿病是一种遗传性疾病,即便保持健康的生活方式也可能罹患糖尿病。根据疾病严重的情况可以通过饮食干预、口服降糖药、注射胰岛素等不同的治疗方式予以控制。

(三) 冠心病的干预策略

冠心病(coronary artery disease, CAD)是冠状动脉粥样硬化造成血管腔的狭窄闭塞,继而使得心肌缺血而导致的心脏疾病好发于老年人群。典型的临床表现包括心绞痛、心肌梗死。心肌梗死是老年人猝死的重要因素。

高血压和代谢综合征都是导致冠心病的原因。因此,对冠心病的治疗首先是控制高血压,通过饮食调理控制血脂,预防高血脂。香烟中的有害成分会损伤血管内皮细胞。因此,吸烟者罹患冠心病的风险高于不吸烟者,戒烟也是预防冠心病的手段。临床上,对冠心病高危人群常常主张使用小剂量阿司匹林(75~100 mg/d)进行预防,因为阿司匹林具有阻断血小板激活途径,防止血栓形成的作用。

冠心病的治疗包括降脂药物、抗血小板聚集抗凝药物、改善冠脉供血的药物。对于发生急性心肌梗死的患者可使用溶栓治疗。冠状动脉支架术和冠状动脉旁路移植(即俗称搭桥术)技术的迅速发展,对救治冠心病患者起到了至关重要的作用。

(四) 阿尔茨海默病的干预策略

阿尔茨海默病(Alzheimer disease, AD),俗称老年痴呆症,是一种神经退行性疾病。其病理改变以神经纤维缠结的大量形成和β淀粉样沉淀生成为特征。目前,我国老年人口已达到1.44亿人,而且随着年龄的增长,患病率逐渐上升,每3~4位85岁老年人中就会有一名罹患阿尔茨海默病,已经成为严重的社会问题。而且缺乏有效的干预手段。高血压、高血脂、糖尿病会损害血管,导致脑部血管的病变,影响大脑的血供,使神经细胞受损,从而增加个体患阿尔茨海默病的风险。因此,预防AD需要加强对这些慢性疾病的防治。生活中的不良习惯如缺乏运动、吸烟等也是易患AD的危险因子。通过饮食控制、运动、认知训练与社交活动,并结合血压与血糖控制的生活干预可适当预防AD的发生。

AD长期以来缺少十分有效的治疗药物,主要使用加强神经递质的合成和代谢的药物;或者是改善脑血流供应的药物,以加强神经细胞对氧和葡萄糖的利用,从而改善患者认知功能或延缓认知功能的衰退。目前,最常用的药物主要是以乙酰胆碱酯酶抑制剂,联合应用抗氧化剂及激活神经细胞代谢等的其他药物。

最近,我国自主研发的治疗阿尔茨海默病新药"甘露寡糖二酸(GV-971)"顺利完成临床3期试验。这是全球首个基于多靶点协同机制的抗阿尔茨海默病药物。该药物是从海藻中提取的海洋寡糖类分子,能够多位点、多片段、多状态地捕获Aβ,抑制神经纤维缠结形成,使已形成的神经纤维缠结解聚。这一成果有望给患者带来福音。

AD患者因其临床表现的特殊性,除了药物治疗和生活习惯的改善,更加需要社会的关注及家人的关心和照顾。

(五) 骨质疏松的干预策略

骨质疏松症(osteoporosis, OP)是由于骨密度和骨质下降导致的骨骼疾病,患者易发生骨折。这是一种起病和病程发展隐匿的疾病,60岁以上老年人发病率高达55%,但因为不能明显地感觉到骨质的慢慢流失,没有明确症状而不被重视,但骨质疏松的老年人骨折发生率约为10%,其中最易发生的是髋部骨折。很多老年患者会因骨折或手术引起的并发症在1年内死亡,其余的超过半数行动不便。

骨质疏松的干预,首先在于提高老年人对骨质疏松危害的认识,改变不良生活方式,减少使用能引起骨质流失的药物或食物,如糖皮质激素类药物,减少饮酒和含咖啡因饮料。保证含钙食品如乳制品、海产品、豆制品摄入量,增加日光照射量,经常运动。所有的治疗方案都须以钙制剂和维生素D补充为基础。常用的钙剂有口服碳酸钙或柠檬酸钙。绝经后妇女激素水平的降低导致骨骼中钙质的大量流失,因此,绝经后妇女的骨质疏松高发。雌激素替代疗法也是比较有效的干预治疗手段。临床上,治疗骨质疏松的药物主要有抑制骨吸收的药物双膦酸盐、降钙素,选择性雌激素受体调节剂(selective estrogen receptor modulator,SERMs),促进骨形成的药物PTH等。根据治疗需要也可以合并用药。

二、老年人健康管理与延缓衰老

老年医学的研究目标不仅在于老年疾病的防治,同时也着眼于通过健康管理改善老年人的整体健康水平和生活质量,延缓器官的衰老,延长个体的预期寿命。

当然,老年疾病也都是遗传因素和环境因子交互作用的结果。因此,健康管理首先必须通过改善生活方式等改变疾病的环境因子以降低罹患各种慢性老年性疾病的风险。

(一) 超重、肥胖症与体重控制

据统计,全球每4人就有1人体重超标。我国随着物质生活水平的迅速提高,体重超标和肥胖人数也大大增加。相比于80年代,我国城市人口中超重人数增加了2～6倍。一般来说,将超过理想体重10%定义为超重,超过20%的则定义为肥胖。或者BMI为参考标准。WHO规定BMI≥25为超重,≥30为肥胖。肥胖是许多疾病的危险因子,肥胖会导致胰岛素受体的敏感性下降,是发生2型糖尿病的最首要的环境因子。BMI≥25,特别是腹部肥胖的人发生代谢综合征的风险是体重正常的人的4倍。肥胖者的血液总容量增高,心脏的输出量增多,心搏出量增加,心脏和血管的负担长期过重,会诱发左心肥厚,导致血压升高。肥胖对动脉粥样硬化、骨质疏松等多种老年人易患病,都是重要的风险因子。而且脂肪可影响激素的释放。例如,脂肪细胞能够释放雌激素。因此,肥胖也是引发乳腺癌等妇科肿瘤的风险因素。

因此,控制体重成为老年人预防慢性疾病、延缓衰老的重要的健康管理手段之一。对于肥胖症患者来说,目前使用比较多的药物有摄食抑制剂、影响消化吸收的药物、加速代谢的激素类药物等,但是这些药物都有一定的不良反应,尚缺乏作用确切而副作用小的药物。因此,更良好的方式还是改变生活方式。首先,对老年人群加强健康教育,使他们认识到超重和肥胖可能带来的危害;同时认识到体重控制需要长期坚持。饮食结构的调整和体育锻炼是控制体重的两大重要手段。老年人可选择适合自己体能和身体状况的锻炼方式,如慢跑、游泳、跳舞、骑车等,坚持每天有60分钟左右的锻炼时间。膳食疗法控制体重首先要控制总摄入热量,同时保证饮食结构的科学性,每天有适当的营养元素的分配和摄入。

(二)建立健康的生活方式,延缓衰老

老年人做好自我健康管理,预防慢性疾病的发生是延缓衰老的最重要的手段。而且单纯地注重预防老年疾病的发生也并不能延长寿命,延缓衰老的手段更在于增强身体素质,提高生活质量。除了躯体疾病,不良的精神状态也是影响生活质量、加速衰老的因素:认知能力的衰退的程度,家庭关系是否和谐,衰老带来的孤独感、无助感都会降低老年人的生活质量。

健康管理首先需要树立健康的生活观念,接受科学的健康知识,抵制伪科学的信息。改变已有的不良生活方式,戒烟戒酒,吸烟不仅会导致肺癌和肺部其他疾病的高发,同时还是心血管疾病、消化道肿瘤等的危险因素;合理安排膳食结构,保持营养均衡,低钠、低糖和减少饱和脂肪酸的摄入是预防心血管疾病、糖尿病和肥胖的重要手段,食物纤维的摄入可以保障肠道的健康;坚持体育锻炼,衰老导致人的活动能力减弱,运动可以使得原来有障碍的机体功能逐渐改善甚至恢复,运动可以改善整个机体的呼吸、循环和神经内分泌的功能;保持良好的心态,多参加社会活动,多与子女沟通,减少心理应激,对于老年人的心理健康和身体健康都有积极的意义。

(刘 雯)

第十一章　死亡人类学

生命从出生开始就面临着死亡。就人而言，死亡似乎就站在人生的终点等待着众人。由于人们能够认识到死亡的存在，因此也产生了畏惧和悲伤的情绪。人们不愿意面对死亡，只愿把它当作一个既必然又偶然的现象。认为它必然，是因为大家都知道任何人都会死亡；认为它偶然，是因为它的到来总是捉摸不定的。

第一节　死亡概述

一、死亡的定义

死亡(death)指个体的生命功能永久终止。死亡是与生命相对应的，死亡是生命的必然结果。机体死亡是一个渐进的、由量变到质变的过程。疾病和暴力引起的死亡，其细胞的生命活动均在不同时间里相继消失。

二、死亡的分类

可从不同角度对死亡进行分类：①死亡分为生理死亡和宣告死亡两类。生理死亡是指公民心跳、呼吸、大脑均停止时可确定为死亡，②宣告死亡是指人民法院对公民下落不明，且满一定时期，经利害关系人的申请而对其做出宣告死亡的行为；③死亡可分为躯体死亡和细胞死亡。

三、死亡的确定

(一) 心脏死

心跳停止先于呼吸停止而导致的死亡称为心脏死。

(二) 肺脏死

呼吸停止先于心跳停止而导致的死亡称为肺脏死,或称为呼吸死。

(三) 脑死亡

全脑功能,包括脑干功能,不可逆地丧失导致的死亡称为脑死亡。

四、死亡的过程

个体死亡自发生到最后终结的阶段称死亡过程。一般分为以下 3 个阶段。

(一) 濒死期

是死亡过程中的开始阶段。亦称挣扎期、死战期或临终状态。在这时期内,大多有面容苦闷、鼾声时作、血压升高等现象,然后意识消失,各种反射减退或消失,血压降低,脉搏与呼吸变弱或周期性呼吸,最后过渡到临床死亡。濒死期持续的时间长短不一,可由数秒至数小时,甚至更长,取决于死亡原因、机体状态和救治情况等因素,如病死者或某些中毒死亡者,其濒死期较长,暴力死者濒死期都短。

处于濒死期者,有时生命功能处于极度微弱状态,临床的常规检查方法难以察觉生命指征的存在,这种状态称假死。此期若得到及时、有效的治疗及抢救,生命仍可复苏。有时假死者也可自然复苏。

(二) 临床死亡期

表现为心跳、呼吸停止,各种反射消失,瞳孔散大。此期持续 8~10 分钟。濒死期长者此期短,反之则长。

(三) 生物学死亡期

此期为死亡过程的最后阶段。指组成机体的细胞发生死亡。生物学死亡期开始后,在一定时间内,组织细胞仍保持着生命功能和对外界刺激发生的低级原始性反应,此种现象称为超生反应。如骨骼肌、心肌受到刺激后可出现收缩;肠管受到刺激后可出现蠕动等。

五、死因分类

死亡多是由一种或一种以上的疾病或损伤引起的。死因是指某一具体的疾病或损伤。死因大致可分为以下几类。

(一) 根本死因

指引起直接导致死亡的一系列病理过程的最初的疾病或损伤。这些疾病或损伤与死亡之间可以持续较长的时间,并发生了与这些最初的疾病或损伤等情况有关的一个或几个相继出现的致死性并发症或情况。

(二) 直接死因

指直接导致死亡的疾病或损伤。各种致命性损伤,如脑干挫裂伤、心肌梗死、一氧化碳中毒等。

(三) 辅助死因

指与直接死因无因果关系,但对死亡的全过程具有一定促进作用的其他疾病或损伤。如肺气肿患者遭受创伤性血气胸而死,创伤为根本死因,肺气肿病为辅助死因。

(四) 死亡诱因

指通过引起体内潜在的疾病发作而导致死亡的较轻微的、一过性伤痛或其他情况。这里的诱因指不能对机体造成严重损害或致死的,但可诱发体内原有疾病发作致死的暴力。如轻微地拳击头部引起脑血管瘤破裂出血致死等。

(五) 联合死因

指同时存在两个或两个以上的并列的致死性损伤或疾病。如高血压性出血和冠心病心肌梗死等。

六、死亡方式

产生根本死因的主要事件的情节或方式称为死亡方式。死亡方式是对无数种死亡原因发生的具体情况的概况。死亡方式包括:①自然死亡,又称生理性死亡,也称为非暴力死亡。指生物因为自然生理的原因而生命终结的现象,如疾病和衰老;②暴力死亡,包括自杀死亡、他杀死亡和意外死亡。

第二节 中国传统文化对死亡的认识及国人死亡观发展

死亡作为一个古老的文化问题,其历史几乎和人类的历史一样漫长。换言之,人类对"死亡"的认识和人对死去的人的纪念成了人类文明的起源,也为人类伦理道德的产生奠定了基础。不同国家和地区有着不同的死亡文化。我国传统文化中的死亡文化和死亡思想相当丰富,诸多圣人先贤都对死亡做出过论述。然而,到了现代,特别是改革开放以来,随着我国社会经济的发展,我国已经进入急剧"转型"期,支撑古人应对死亡问题的传统观念已经衰微,而新的适应现代社会的死亡观念尚未形成和完善,无法帮助当今国人应对现实社会中存在的诸多死亡问题,从而产生了诸如死亡恐惧、居丧反应、死亡的意义和价值虚无等困惑与难题。本节主要从中国传统文化对死亡的认识、当今中国死亡问题和社会背景,以及现代科学死亡观的重构等3个方面进行阐述。

一、中国传统文化对死亡的认识

中国传统文化中儒道佛及民间宗教中具有丰富的死亡思想,对我国历史上各种传统死亡观的形成产生了重要影响,下面主要介绍儒家、道家、道教、佛教中有关死亡的思想。

(一) 儒家对死亡的认识

中国传统文化中尤以儒家思想统领时间最长,儒家思想中的死亡论说对国人的影响颇为深远。儒家持一种积极入世的死亡观,认为生死从本质上讲是一体相通的,此物死而它物生,循环往复,死亡包含在生生不息之中。以孔子为代表的儒家提倡"乐天知命,故不忧",认为死亡是人生的一部分,自然而必然,人应安于天命,从而减轻对死亡的忧虑。故提出"未知生,焉知死?"倾向于重生乐生、重生轻死。孔子由"生"观"死",从社会角度出发强调"杀身成仁",孟子则从个体角度提出"舍生取义"。两者都是在道德和伦理取向上对死亡的超越。儒家认为可以通过立功、立德、立言这"三不朽"实现"内圣外王",尤其能够做到"杀身成仁",就可以在生时把生命的事情处理好,还可以让名声在死后达到不朽,从而超越死亡,对抗死亡,这样就可以实现完满人生,坦然面对死亡。

儒家较少谈论死亡,避讳谈及"鬼神"问题。孔子有"子不语怪力乱神""未知生,焉知死""未能事人,焉能事鬼"等言论。在我国,人们对儒家的死亡思想认识不一,有人认为正是孔子所代表的儒家思想对死亡的刻意回避,才导致我国严重的死亡避讳传统和避讳心理。也有人从积极的角度指出孔子这一言论是其反对盲目崇拜鬼神的表现,指引人们将重心放在人世间而不是把时间、精力、金钱浪费在敬神奉鬼上,体现了一种以人为本的人本主义精神和入世的死亡观,并且体现一种只要把生前的事处理好了,死的问题自然能够得到解决的自然主义思想,可以认为儒家是以努力实现人生意义和价值的方式来应对和超越死亡的。

(二) 道家和道教对死亡的认识

中国道家和道教区别较大,分别属于哲学和宗教范畴。

1. 道家对死亡的认识 道家是一种自然哲学,从人与自然的关系角度来研究生死。道家将万物的逻辑起点规定为"道",秉持一种出世而逍遥的非理性死亡观。道家认为生死齐一,追求"死而不亡",认为人来自自然,死后回归自然,是一种很正常的、很自然的事情。生死的互通转换与自然演变和四季变换相类似。道家主张顺应天地自然之道,不悦生、不恶死,更加倾向于乐"个体之生",在永恒的宇宙中渴望追求个体自由的生命。即将精神与道合而为一,借助永恒之"天道"实现不朽和对死亡的超越。庄子认为人要努力在精神层面寻找生命的意义,超脱凡俗,努力实现"逍遥"境界,达到生命的绝对自由,以投身于生生不息的永恒来实现"生死齐一"。道家还持有一种"以死为息"的自然主义观念,认为人生而需要劳作,死亡就是休息。

2. 道教对死亡的认识 道教起源于东汉,是我国土生土长的宗教,它来源于神仙方士,在魏晋南北朝时期确立了一定地位,隋唐至北宋时期十分昌盛,明朝之后逐渐走向败落。道教将道家学派创始人老子尊为教主,以"道"为最高信仰,认为"道"是化生万物的本原。老子的《道德经》被尊为道教经典。道教的核心是道教神仙信仰,即人可以通过努力追求而成为长生不老、功能广大的神仙。道教将死亡神秘化,试图通过服食仙丹、修炼内丹,以及法术修为等方法来达到成仙的目的,认为肉体是精神的躯壳,信仰的是通过形神并养来实现肉体和灵魂的共同永生,通过这样的理论来应对死亡问题。虽然通过肉体成仙来实现长生不老的观念对人相当有诱惑力,但由于成仙的可能性几乎不存在,反倒因服用所谓仙丹致死的人不在少数。唐代从太宗至武宗共历17君,而有6~7位君主死于所谓长生不死之药,不能不说是一个极大的悲剧。道教的修道成仙主张是一种实现真正永生的超越死亡模式,对于缓解人的死亡恐惧有一定作用,但它追求真实永生的模式是对肉体和精神死亡的彻底否定,也是无法实现的奢求。但道教重人贵生的传统和"文化养生"的品格有助于人们通过修身养性促进身心健康而在一定程度上实现长寿。

(三) 佛教对死亡的认识

佛教于公元前6世纪至公元前5世纪发源于古印度,大约公元前3世纪逐渐成为世界性的宗教。佛教传入中国后与中国的本土文化相融,成为一种具有中国特色的佛教文化。后来佛教逐渐发展分化为许多宗派体系。佛教各个门派都信奉"业"。"业"一般情况下是指人的行动作为,其含义又不止于此,而要更宽泛一些,还包括所有生灵的思念和言语等。佛教讲究因果报应,人就是通过因与果、业与报相连接在一起循环。死只是因果循环的中继站而不是终结,因果循环就是"生死轮回",只有一心向佛才能够超脱轮回,升入不生不灭的佛界。因果报应和轮回转世观念是佛教的主要观点。通过"善有善报,恶有恶报"的因果报应观念引导人向善修行。佛教是"了生死之学",其基本目的是了脱生死大事,非常注重开解人们的死亡痛苦和恐惧。可以说佛教的临终关怀理论和实践体系非常完备,可以为现代临终关怀事业所借鉴。唐代《佛说无常经》即是专门指导人们帮助临终者的实际操作手册。人在临终时也会寻求僧人诵经念佛加以超度,是谓一种特殊的临终关怀。

国人对死亡问题的理解,受佛教的影响很大。我国四大名著之一《西游记》中就渗透了许多佛教思想,其中的如来佛祖、拜佛求经、地狱观念、投胎转世等均和佛教息息相关。"十八年后又是一条好汉"的说法也是受佛教轮回观念的深刻影响。

(四) 伊斯兰教对死亡的认识

伊斯兰教大约公元7世纪传入我国,在元代到明代中期更是广泛传播,对我国回族的形成有重要影响。目前,我国信仰伊斯兰教的民族有10个之多。

伊斯兰教的教义由基本信仰、宗教义务和善行3个部分组成。基本信仰包括信安拉、使者、经典、天使、后世、前定等。伊斯兰教不认为死亡是生命的终结,认为死亡是今生往后世的过渡阶段。伊斯兰教最基本的教义是穆斯林应笃信真主安拉,穆罕默德是其使者和先知。人的死亡由真主做主,个人不能做主,所以禁止自杀。死亡对信徒是件好事,死后可获得天堂的快乐。相信末日审判和死后复活——在世界末日,每个人都会复生,并在真主面前接受末日审判,按照人在世时的善恶表现来决定其永居天国还是打入火狱过后世生活。伊斯兰教经典《古兰经》指出,今生短暂,后世才是人们真正的永远归宿,今生应努力耕耘,为永恒后世作好准备,以在后世享受今生耕耘的成果。

我国伊斯兰教是"族教一体"的,由回族、维吾尔族等10个全民信仰的少数民族构成。穆斯林是对伊斯兰教信仰者的统称,他们对安拉的前定信仰非常坚定,他们视死亡为必然来临的东西——"归真",较少恐惧和焦虑死亡,能够坦然面对和接受死亡,但也珍惜生命、热爱生活。穆斯林非常注重临终关怀,既有宗教层面的终极关怀,又有肉体层面的临终关怀。穆斯林临终时会通过临终讨白来忏悔与反省,从而坚定对安拉的信仰,实现"魂有所归",同时通过临终陪伴和话别等实施情感支持,通过反对临终抢救等减少临终痛苦,保持死亡尊严。伊斯兰教的做法和当前倡导的缓和医疗、临终关怀、尊严死等内涵相符,可以用来借鉴。同时伊斯兰教义倡导的"厚养薄葬"也有助于提倡生前孝敬老人而殡葬从简。值得警醒的是,当前一些宗教极端组织歪曲伊斯兰教义,利用人对安拉的信仰搞恐怖主义,鼓动其追随者为安拉献身,完全和伊斯兰教的宗旨背道而驰,必须加以认清,避免产生混淆。

二、当今中国死亡问题和社会背景

(一) 作为人类本能的死亡恐惧困扰国人

对死亡的恐惧无疑是最普遍、最根深蒂固的人类本能之一。全世界人都一样怕死,而中国人尤其严重。当今国人存在着普遍并且严重的死亡恐惧。人作为特殊的生命存在,从出生便不得不面对来自内心最深处的死亡恐惧。虽然我国的传统使得人们不会主动去谈论死亡,严重的死亡避讳也让人刻意地不去想死亡,装作死亡不存在或自己不会死。但实际上死亡是新闻报道的焦点,是影视作品的催泪弹,是文艺作品的主题,死亡充斥着生活,如影随形,无处不在。发达传媒每天将大量死亡有关的讯息推送到我们面前,无时无刻不在提醒人们死亡的存在。发生在身边亲朋好友的死亡或自身罹患绝症、遭遇险境等更能唤醒或激活人们沉睡的或刻意压抑的死亡意识。当人突然意识到人终有一死的残酷事实时,便会被死亡恐惧和焦虑所困扰,影响情绪和行为,严重者甚至会呈现病态,患上"死亡恐惧症"、抑郁、精神分裂、躁狂抑郁症等精神或心理疾病,间接导致一些生理问题。临床治疗中的分析发现,很多心理障碍都与死亡焦虑有关。严重的死亡焦虑可使人出现冒冷汗、肌肉紧张、恐慌不安、呼吸急促等一些自主神经功能紊乱症状。但适度的死亡焦虑对于个体的生存是十分重要的,它促使个体更加珍惜生命,避免冒险行为,努力发挥潜能。人们产生死亡恐惧和死亡焦虑的原因主要有:对生活的留恋,对死亡时痛苦的恐惧,对亲情、友情、爱情的难以割舍,以及对死后世界的无知和茫然等。对自身死亡的恐惧和对亲人死亡的恐惧困扰着许多人。

(二)好生恶死观念下的国人死亡心态——严重的死亡避讳

国人普遍持有"好生恶死"的观念,死亡避讳相当严重。虽然死亡的命运不可避免,但是很多人都觉得谈论死亡,会招致这种命运。所以,既然这种心理创伤使人恐惧,人们也就自然而然地有意绕开这个话题。"安命乐生、重生轻死"是我国死亡文化的传统,国人非常注重和希望生命"圆满"而"和谐",对死亡非常避讳。国人往往视死亡话题为禁忌,集体对死亡选择遗忘、漠视或者逃避的态度,甚至认为任何与死亡有关的想法与事物,都可能带来杀身之祸。人们普遍认为不需要去特别关注和思考死亡,只有进入人生最后阶段的老人或身患重病的病人才需要关注和考虑死亡。国人几乎从不公开谈论死亡,忌讳说"死",甚至连数字"四"也受了牵连。人们习惯运用隐喻、委婉语、俚语等手段来表达死亡。据不完全统计,汉语中表示死亡的词多达 150 余种。张拱贵所著《汉语委婉语词典》中,就收录了如宾天、大讳、薨、地下修文、归天见背等 481 种表达。对于死亡人们多存在鸵鸟心态,往往自动屏蔽死亡讯息,假装不存在死亡这回事。1988 年,崔以泰等人对上海、天津等地 3 197 人进行死亡问卷调查,结果显示人们多不愿谈论死亡。1992 年,中央电视台"正大综艺"栏目中播放的美国对儿童进行死亡教育的实况时,包括主持人在内的绝大多数均持反对意见,认为死亡学教育只会使儿童生活蒙上阴影,一无是处。1998 年,一篇高考作文因出现了"时间好比我们手中的沙子,从我们手里漏去,从此不再归回;时间就像一列火车,载着我们经过无数的人生小站,最后抵达死亡"被认为过于灰暗而被判为零分。2015 年,当北京协和医学院袁钟教授与一些颇具智慧和经验的老专家谈死亡时,这些各个行业的老专家们却多数表现得茫然不知所措、回避、沉默甚至恐惧。他们终身从事科学事业、培养科学思维,却同大多数中国人一样极力回避死亡问题。通过以上几个事例可以窥见国人的死亡心态。

(三)亲朋好友离去后持续而强烈的居丧反应

古希腊哲学家伊壁鸠鲁(Epicurus)指出:"死不是死者的不幸,而是生者的不幸。"作家周大新的《安魂》就是在痛失爱子后所著,他用与儿子的隔空对话来表达痛失爱子的悲痛之情,并试图对死亡的本质进行探究和哲学思考。居丧反应是失去亲朋好友之后所产生的悲痛、伤心、难过等自然的反应,其严重程度与同逝者的关系亲密程度和逝者对本人的重要程度成正比。当亲朋好友死亡后,人就会无比悲伤和痛苦,甚至失去精神支柱和生活的意义,终日生活在悲痛和迷茫中。长期而严重的居丧反应会导致人们出现精神、心理甚至生理问题,增加患心脏病、胃病等疾病的风险,甚至会做出自残、自杀及报复社会等过激行为。有的则一生郁郁寡欢,成为"行尸走肉",甚至会追随亲人而去。有调查显示,在 111 位丧亲人士中,超七成有失眠、健康变差等问题,82%常感孤独寂寞,1/3 曾有自杀念头。互联网上有许多"失去亲人群",其成员都是因为失去亲人而到网上寻找和自己有相同经历与感受的人来互相慰藉。我国特有的计划生育政策使得独生子女家庭成为高危家庭,独生子女因疾病、意外等死亡的数量巨大。白发人送黑发人已是人间最大的悲剧,失独家庭成员的悲痛就更难以言表了。"目睹自己所孕育的生命毁于一旦,无常在眼皮子底下演出一整出戏,世上不会有比这更可怕的幻灭之感了。"大量的"失独"家庭成为我国特定阶段的一个社会难题。失独家庭成员的居丧反应往往也是相当严重和持久的。2015年,我国计划生育政策的重大变更,使得独生子女政策成为历史,失独现象会慢慢减少,但白发人送黑发人的悲剧却始终无法避免,由此导致的居丧反应也更加强烈。

(四) 医学科技的发展仍难以应对诸多死亡难题

1. 老龄化社会全面到来,死亡绝对数量巨大　　首先,我国的老龄化社会已经全面到来,高龄化作为一种长期疾病困扰诸多老年人。我国已经加速进入老龄化社会,目前我国60周岁及以上人数已超过2亿,65周岁及以上人数也超过了1.5亿人。WHO预测,2050年我国60岁以上人口将占总人口的35%,成为世界上老龄化程度最严重的国家。生死问题是众多老年问题中的主要和关键问题。人口老化加剧,导致众多老龄人口直接面对死亡问题,产生诸多死亡困扰。老龄化社会的全面到来使得人在解决"优生"问题的同时,不得不面对"优死"的问题。其次,我国人口基数大,死亡绝对数量大,死亡问题困扰严重。当前我国人口接近14亿,官方统计死亡人口为每年900多万人,但由于存在"死人不销户"的情况,实际死亡人数可能要翻倍。郑晓江按照我国总人口13亿,平均预期寿命约75岁,即13亿人在75年内全部死亡,推算出平均每年死亡人口大于1 700万。以逝者一人有直属亲友5人,10个左右的次亲朋友来计,中国每年有1/10以上的人受生死问题的困扰。也就是说每年有1亿多人会有直接或间接的死亡方面的问题困扰和死亡冲击。

2. 癌症高发,临终关怀缺失使得死亡质量低下　　现代科技尤其是医疗科技的发展使得人类得以延缓衰老,推迟死亡。人们甚至想要阻止死亡的到来,实现真正意义上的"长生不老"。但是虽然人类能够战胜越来越多的疾病,减少了各种急症致死的数量,可以让人的寿命更长,但是医学仍是有边界的,人类还有许多无法克服的疾病,如癌症、艾滋病等。《2017年中国癌症报告》显示中国每年新诊断癌症病例为368万,新发病例占全球总数的1/4,癌症死亡人数约220万。癌症病人占全球癌症病人总量的近40%。癌症、艾滋病等慢性病患者要经历一个相对漫长而艰难的对死亡的预期和接受的心理过程,伴随身体痛苦的还有对死亡的恐惧。这些都使得对死亡的认知成为社会的需求。

临终关怀的缺失和过度医疗使得尊严死成为一种奢望。经济学人智库(EIU)发布《2015年度死亡质量指数》报告对全球80个国家和地区"死亡质量指数"进行排名,我国排名71,舒缓治疗服务的发展仍然很慢。晚期癌症患者或受求生本能支配,或因家属要求,医院和医师也乐得受经济利益驱动,在临终阶段仍进行无谓地过度治疗和抢救。几乎每一个人都不肯放过医师给予的每一个机会。晚期癌症患者忍受着苦难,躺在那里浪费最后数月的时间,无论怎样都要死,还在加重自己及周围亲人的负担,直到最后时刻。这种做法导致医疗资源的极大浪费,也增加了患者的临终痛苦,降低了患者的死亡质量。

一般讣告中多有这样的字眼：×××，因病抢救（医治）无效去世……好像不这样写就是子女或家属的不孝，没有尽最大努力去挽救病患的生命一样。我国国民的死亡质量指数世界排名靠后，姑息治疗未能有效开展。对于许多临终患者来说，重症监护室熄灭了他们在最后时刻不想孤单死去的希望，在医院重症监护室，人难免孤单凄凉地死去。让逝者安静地离去，是今天的死亡文化所否定的。多临终患者在多重"折磨"下痛苦离世。有人这样形容住进肿瘤科的患者："钱花完了，罪遭够了，人就走了。"有人说，最好的死亡莫过于躺在自己的床上"寿终正寝"，但目前能够死在家中自己的床上已经成为一种奢望，多数人是死在医院的抢救室内。

在现代社会，老年人无疾而终的事是不被承认的。世界上任何地方，无疾而终都是"不合法的"。很多医师都笑谈愿意选择"猝死"这一死亡方式，也有 ICU 病房主任叮嘱自己的家属，自己病危千万别送 ICU 以免受罪。此外，临终关怀医院价格较为昂贵，一般人承受不起。北京的临终关怀医院每月所需的费用从 3 000～10 000 多元不等，其中包括住宿费、伙食费和护理费等，不包括医药费。当前国人遭遇的困境可以说是生死两难安，一方面由于对死亡的恐惧与焦虑使得人生不得安宁，另一方面死亡来临时的临终关怀的缺乏也让人无法安然离去。

3. **非正常死亡数量巨大**　非正常死亡在法医学上指由外部作用导致的死亡，包括地震、洪灾、台风等自然灾害，或火灾、矿难、医疗事故、交通事故、自杀、他杀、受伤害等人为事故致死。非正常死亡多为突然死亡，这一生活中的普通事件给人们所带来的冲击力和困扰更强，尤其是对死者的至亲好友影响更大。

北京理工大学经济学教授、中国问题学创始人胡星斗说："中国人各种非正常死亡均占世界的70%以上。"有人按此算出我国每年非正常死亡人数约 800 万。比如车祸：虽然管理日趋规范，我国交通事故死亡人数由 2004 年的 107 077 人下降到 2016 年的 63 093 人，但数量仍然触目惊心，已经连续十余年居世界第一。自杀被指为当前全球重大公共卫生问题之一。据世界卫生组织发布的首份预防自杀报告称，全球每年有 80 万人死于自杀，大约每 40 秒就有一人轻生。生活和竞争压力加大，各种矛盾和冲突加剧，心理和精神问题突出，使得我国自杀人数较多。我国每年因抑郁自杀的就有 20 万人。此外，中国年轻女性自杀率趋高，其背后"死亡教育"和"生命教育"问题上的空白应该是主要原因之一。

随着现代科技和城市化的发展及人类交往的频繁，使得我国因交通事故、溺水、火灾等引发的非正常死亡频发，还有社会急剧转型时期引发人们诸多精神、心理和社会问题，自杀和他杀等暴力行为引发的非正常死亡数量也不容小觑。而与此相对应的是人们应对非正常死亡的打击能力在降低，由于缺乏"死亡的准备教育"，因家庭中非正常死亡的出现，特别是我国特有的"失独"现象给家庭带来的打击往往十分严重甚至是致命的。

三、传统死亡观的解构与现代科学死亡观的构建

我国传统文化中拥有丰富的死亡教育思想。传统的死亡观在很长的时期内对于国人应对死亡问题很有帮助。但是随着时代的变迁和现代科学的发展,我国的传统死亡观已经完全被打碎和抛弃,社会的急剧转型和宗教信仰的欠缺使得国人的死亡观已经无法帮助其应对死亡问题,而现代科学的死亡观由于种种原因还未真正建立起来,迫切需要加以构建。

(一) 传统死亡观的解构

我国许多先贤圣哲创造了丰富的生死智慧和死亡文化,传统的死亡观念能够帮助国人正确认识和对待死亡,缓解死亡恐惧和焦虑以获得美好生活和善终。传统死亡观中比较有代表性的是:人死之后会从"阳间"进入"阴间"继续生活,成为祠堂内的"牌位",自我仍然是家庭家族血脉中的一环,还可以为家庭和家族的延续做贡献。这样,他们在面对死亡时,就可因为子女儿孙生命的延续和家族的兴旺产生一种欣慰感,对死也就不那么恐惧了,此之谓"阴间与阳间"的生死智慧。持有这种死亡观念的人,相信人死后会变成鬼去往阴间和逝去的亲人及祖先团聚。这种观念有助于人在很大程度上减轻对死亡的恐惧,帮助人们从容应对死亡问题。然而现代类似这种传统的死亡观念逐渐衰微和解构,人们的死亡观念逐渐"现代化"。

我国的传统死亡文化,如"阴间与阳间"的观念、"生死轮回"的观念等,基本已被打碎和遗弃,而新的应对生死问题的观念又没有建构出来,因此人们对死亡的恐惧及对死后生活的迷惘无法开解。首先,我国实行殡葬改革,遗体处置方式实行了现代化——推行火葬。无论是太平间,还是火葬场,都充满冰冷、技术操作性和商业性,毫无感情可言。其次,随着数十年科学教育和唯物主义教育的实施,鬼神和阴间等说法均被视为迷信,成为破除的对象。我们基本上是一个没有死亡准备的国家,虽然藏族、蒙古族、回族等有民族宗教信仰,但人数最多的汉民族却较少有宗教信仰。作为世界上唯一以无宗教信仰者或无神论者为主流的国家,各种迷信活动却又比较普遍。在当今的市场经济社会,更多人信仰"金钱教",对于死后世界普遍持否认态度,认为人死后肉体精神全部丧失,什么都没有了,即所谓"形神俱灭"。火化会让人变成一捧灰,骨灰盒是每个国人的最终归宿,由此增加了人们对死亡的恐惧和困惑。

在老一代人中,许多人的棺材和寿衣都是事先准备好的,有时还会拿来炫耀和对比,人们很自然地谈论死亡,也为死做好了准备。在他们的观念中,死亡并不是一切的终结,意味着和逝去的长辈见面,死后依然有一个秩序。死亡是一个结束,但也是一个开始,所以要穿得体面。死亡意味着从硬币的这一面穿透到另一面,你只能看到硬币的一面,但是眼睛看不到的世界,依然存在。而现代化了的死则意味着一切的终结。它的发生,却注定了让整整一代人感到不安。死亡的"现代化"抛弃了死后去见祖先,并和祖先生活在

一起的观念,死就是全部的结束。这种看似科学的死亡观念却给人们带来了无尽的焦虑和深深的恐惧。

北京师范大学教授田松指出:"现代人的死亡文化是如此没有文化,断绝了人们与逝者的关联,是一种贫瘠、尴尬和无奈的死亡文化。"因此,我们要在摒弃那些存在封建迷信思想的、不适应现代形势的传统死亡观的同时,构建真正科学的现代死亡观,以适应时代的发展和当前国人的需要。

(二) 现代科学死亡观的构建

死亡究竟是什么?死后存在不朽的灵魂吗?我们应当怎么看待死亡?现代科学死亡观的核心内容就是对这些问题的回答。现代科学死亡观的构建应当汲取我国传统文化中的优秀死亡思想,辩证地融合东西方生死智慧,摒弃"死后存在不朽灵魂"等不切实际的宗教幻想,从哲学角度来定义死亡,澄清死亡本质,帮助人们正确认识长寿、永生、灵魂等核心死亡观念,使人们能够正确处理过分恐惧死亡和不怕死甚至主动寻求死亡之间的悖论,将死亡的个人价值与社会价值加以融合,努力追寻生命的意义和价值,从而在精神上超越死亡。

首先,应当接受死亡的必然性和生命的有限性,做到坦然地面对死亡。正因为死亡是人的必然归宿,所以无论是过分恐惧,还是竭力逃避均无济于事,只有接受生命的有限性,做到向死而生,直面死亡,坦然接受死亡,才能够在有限的生命中努力去实现生命的意义和价值。

其次,要珍爱生命,努力拓展生命的长宽高,树立科学的健康观念,尽可能做到健康长寿,即延长生命的长度;同时还要努力拓宽生命的宽度和高度,即在确保生命质量的同时提升人生的境界,让有限的生命创造更多的价值,让生命能够在面临死亡时无悔无怨。

第三,要正确认识死亡的本质,接受"不存在不朽灵魂"的科学观念,摒弃各类宗教及迷信思想中不切实际的幻想,不以来世、天堂等观念来解释和应对死亡,而应以科学理性的态度处理和解决死亡相关问题。

第四,要避免在推行火葬等现代殡葬制度中的"一刀切"和对传统死亡思想的彻底抛弃,而要汲取我国传统文化如儒道佛等哲学和宗教中的优秀死亡思想,建立和推广适合我国国情的现代丧葬礼仪,避免死亡断灭论给人们带来的死亡恐惧和精神无所寄托。

最后,要树立缓和医疗的理念,努力提高国人的死亡质量。死亡或临终过程中的肉体和精神双重痛苦使得国人的死亡质量堪忧,世界排名基本垫底。因此,应该树立缓和医疗理念,在减少临终患者肉体痛苦的同时,进行心理和精神安慰,使得国人在生命的最后阶段能够保持较高的死亡质量,实现优死。

总之,死亡是一种宿命,是每个人生命的"老家"。人生的经历千差万别,而死亡却把人们绝对统一起来。面对死亡这条不归之路,人们曾经犹豫、彷徨,因为没有更多权威的点化,也没有过来者的引导。一切只有靠自己去体验,去感悟。于丹教授说得好:"儒家给了我们立根的土地,道家给了我们飞翔的天空。让我们在思考死亡的过程中感悟人生,善待人生,让我们的心灵在另一种境界中得以升华。"

我们喜欢生命,不喜欢死亡。但人类的确是万物之灵,尽管会面对不喜欢的死亡,却智慧地创造各种消除不喜欢死亡的思想和方法。对我们每个人而言,这种思想和方法都可以帮助你正确认识死亡,理性面对死亡,超然摆脱死亡,幸福度过人生每个阶段。

第三节 死亡的生物学意义

就像人体细胞也要不断新陈代谢一样,可以把每个人比作自然界的一个细胞,个体的死亡和重生才能换来人类群体的平衡和生存。

一、细胞死亡是细胞衰老的结果,是细胞生命现象不可逆的终止

任何一种多细胞生物,在个体发育过程中都存在着细胞分裂、细胞分化、细胞死亡(主要是细胞凋亡)这3项基本的生命活动,相互依存,缺一不可,否则个体发育不能完成,或者中途夭折。细胞分裂不仅增加细胞的数目,而且也是细胞分化的基础;细胞分化增加具有各种分工的细胞种类,以形成个体各种组织器官;大部分细胞凋亡则是个体在胚胎发育过程中由于迷途错位而成为多余细胞的一种清除机制。个体发育过程经历胚前期、胚胎期、胚后期,每个时期无不受到细胞分裂、细胞分化、细胞凋亡3个基本生命活动的综合调节。何时何部位细胞进行分裂增殖,何时何部位的细胞进行细胞分化,又何时何部位细胞该凋亡,这3项基本的生命活动彼此也是相互协调不可分割的,受着基因和环境因子的调节。随着个体发育时间的推移,各种理化因素、病原微生物、营养缺乏(或过剩)等可使细胞代谢中产生大量有毒物质,对细胞造成一定损伤,随着损伤的积累,诱导细胞内基因表达谱改变,以各种形式表现出分子水平上的生物大分子与小分子分布、结构和功能的异常,分子水平的异常变化又会在不同程度上影响细胞的正常生命活动,致使细胞生理功能紊乱和增殖能力下降,最终反映在细胞形态、结构和功能上的一系列变化,并趋向细胞死亡(细胞衰老)。细胞死亡是细胞衰老的结果,是细胞生命现象不可逆的终止。

二、个体死亡是个体衰老的结果,是个体生命现象不可逆的终止

人体的衰老和死亡源于细胞的衰老与死亡。衰老细胞分子水平的异常变化会在不同程度上影响生命有机体的正常生命活动,造成细胞、组织、器官和系统的功能异常,正是疾病和个体死亡发生的真正的生物学机制。如生物个体发育过程中的癌基因与抗癌基因大多是与生长发育分化有关的基因,也就是与细胞增殖、分化和凋亡有关的基因,这

些基因随着生命的延续,出现结构和表达差错。导致细胞增殖分裂的失控、细胞分化的失调、细胞凋亡的反常都会导致癌变、组织器官和系统的功能紊乱和功能丧失,出现个体衰老现象,逐步导致机体死亡。个体死亡是个体衰老的结果,是个体生命现象不可逆的终止。

死亡以后,生物体的残骸成为生物地质化学循环的一部分。残骸可能会被捕食者或者食腐动物吃掉。有机物可能进一步被腐生生物分解,然后回归到环境中并被食物链重新利用。微生物也扮演着重要的角色,它们将物质分解为构成新的生命的简单分子。

三、从进化角度来说,个体的死亡带来种群的繁荣

从生物的进化角度来说,个体生命的死亡为生命腾出空间,带来的是种群的繁荣和不断进化。死亡作为状态,是人生的终点;死亡作为过程,是人生的最后历程。衰老始于细胞。当衰老细胞的功能逐渐减退或丧失达到一定程度时,就会导致人体各器官功能减退或丧失,使人产生衰老。衰老细胞活性差,再生能力弱、死亡快,衰老呈现加速,最终导致个体死亡。

衰老个体的自然死亡带来的是人类群体的繁荣。假设衰老者不能自然死亡,会导致人类社会失能、半失能的老人数量进一步增多,肿瘤、糖尿病、心脑血管疾病和神经退行性疾病患者构成增加,老年人生活质量下降,幸福指数降低,社会生产力将会降低,人类社会的发展就会受到制约。每种高度文明都为新的文明铺平道路,如果人类的寿命过长,那么他的思维将完全的僵化,甚至走向没落,而最终他的创造力也将彻底消失,在这种情况下,肯定在地球上,新的种群就会慢慢地出现代替人类。

如果人类不会自然死亡,老一辈人仍然会受到个体间或与其他物种间的竞争而死亡。如果人类不会自然死亡,一个人上了年纪以后就难以生儿育女了,人群的基因频率就不会改变,更不会实现群体的进化与适应,最后只能走向人类的灭绝。死亡只是生物个体的消失,生物的本质属性则是永恒的。衰老个体死亡后,人类不断通过生殖为群体补充新的个体。生命处于永恒的发展变化之中,生与死就是推动这种发展变化的内在矛盾。

假如我们人类真的长生不老了,而地球上的陆地面积却并没有扩大,也就是说适合我们人类居住的这个地球人均面积却在不断地缩小,那么以后的地球将更加拥挤不堪,百年之后的地球又会是怎样的呢?估计是我们现在所无法预料的。死亡是所有生物种族,包括我们人类在内的一种残酷的淘汰手段,而且科学家曾经表示,如果我们人类的生命真的能够达到无限延长,那么人类文明其实也将走向终结,将会有不同的衰老和灭亡的方式。

在人类社会,人的不断死亡,新的生命不断产生;对人类种群而言,生殖就像生命的同化作用,死亡就像生命的异化作用。不断地生和不断地死,维持着人类的繁衍。

从某种角度来说,死是生的一部分。如果没有死亡,人们就不会珍惜活着的时光。如果花从不凋谢,人们也就不会在它绽放时如此欣喜。事物总会消亡,任何事都不能永恒。能深刻地理解死亡的含义,对活着的人来说也是至关重要的,思考死亡,同时也就是思考生命的价值和意义。其实,人的一生也就是在学习如何去死,因为从我们出生的那一刻起,我们就在向死亡迈进,人的一生应多多思考如何有价值地死去,而不是毫无意义地死去。

(杨保胜　曹坤明)

参考文献

[1] 白伟,朱冬梅.以青霉素为例浅谈西药的中药化思维[J].中医导报,2016,22(13):8-10.

[2] 段恩奎.生殖生物学领域:发展现状和未来挑战[J].科学观察,2014,9(6):41-44.

[3] 冯友兰.中国哲学简史[M].赵复三译.北京:世界图书出版公司北京公司,2013.

[4] 冯珠娣,艾里克,赖立里.文化人类学研究与中医[J].北京中医药大学学报,2001,24(6):4-9.

[5] 雷蒙德·穆迪.死亡回忆:濒死体验访谈录[M].夏乐译.长春:吉林文史出版社,2007.

[6] 梁颖.国际计划生育发展回顾及2015年后展望[J].人口学刊,2016,38(3):5-17.

[7] 马伯英.人类学方法在中医文化研究中的应用[J].医学与哲学,1995,16(2):57-61.

[8] 马永兴,俞卓伟.现代衰老学[M].北京:科学技术文献出版社,2008.

[9] 万霞,刘建平,艾艳珂,等.中医文化人类学[J].中西医结合杂志,2008,6(7):674-677.

[10] 吴群红,徐飞.医学人类学[M].北京:人民卫生出版社,2017.

[11] 张继宗.法医人类学[M].3版.北京:人民卫生出版社,2016.

[12] 郑晓江.生命与死亡:中国生死智慧[M].北京:北京大学出版社,2011.

[13] 周国平.妞妞——一个父亲的札记[M].武汉:长江文艺出版社,2012.

[14] 左伋,刘艳平.细胞生物学[M].北京:人民卫生出版社,2015.

[15] 左伋.医学遗传学[M].7版.北京:人民卫生出版社,2018.

[16] Darr J. The new eugenics: selective breeding in an era of reproductive technologies [M]. New Haven: Yale University Press, 2017.

[17] Singer M, Bear H. Introducing medical anthropology: a discipline in action [M]. CA: Altamira Press, 2007.

[18] Nussbaum RL,张咸宁,等.Thompson & Thompson genetics in medicine[M].8版.北京:北京大学医学出版社,2016.

[19] Zhang XN, Zuo J. Genetic disorders in Chinese patients and their families: a call for action on predictive medicine. In "Medical ethics, prediction, and prognosis: interdisciplinary perspectives". By Gadebusch Bondio M, Sporing F, Gordon JS Eds [M]. New York: Routledge Press, 2017.

图书在版编目(CIP)数据

医学人类学/左伋主编. —上海：复旦大学出版社，2020.6(2023.8重印)
复旦大学上海医学院人文医学核心课程系列教材/桂永浩总主编
ISBN 978-7-309-14866-4

Ⅰ.①医… Ⅱ.①左… Ⅲ.①医学人类学-医学院校-教材 Ⅳ.①R31

中国版本图书馆 CIP 数据核字(2020)第 027363 号

医学人类学
左　伋　主编
出　品　人/严　峰
责任编辑/王　瀛　江黎涵

复旦大学出版社有限公司出版发行
上海市国权路 579 号　邮编：200433
网址：fupnet@fudanpress.com　http://www.fudanpress.com
门市零售：86-21-65102580　团体订购：86-21-65104505
出版部电话：86-21-65642845
上海丽佳制版印刷有限公司

开本 787×1092　1/16　印张 10.5　字数 217 千
2023 年 8 月第 1 版第 2 次印刷

ISBN 978-7-309-14866-4/R·1792
定价：45.00 元

如有印装质量问题,请向复旦大学出版社有限公司出版部调换。
版权所有　　侵权必究